精神科医は なぜ 心を病むのか

Psychiatrist

精神科医 西城有朋
Aritomo Saiki

PHP

プロローグ――精神科医は一般人の五倍自殺する!?

「このあいだA大学医学部のB教授が亡くなったでしょ。じつは自殺なんだって」

ある学会で知人の精神科医からそう聞いたとき、私は一瞬耳を疑った。

B教授といえば、研究実績が豊富で、私も尊敬する研究者の一人だった。ただ、学会で「そんな処方薬は保険適用からはずすべきだ」などと強気な発言をする一方、抗うつ薬などの薬の効果をさかんに宣伝するなど製薬会社の広告塔のような役割も果たしていて、いい意味でも悪い意味でも、わが国の精神医学の臨床薬理学に強い影響力をもつ〝大物〟だった。

そんな人物が、自ら命を絶った。

しかも、B教授は躁うつ病に代表されるような気分障害を患っていたというから、薬を飲んでいたことは間違いないだろう。それには、自分が宣伝していた薬も含まれていたに違いない。つまり、薬では自殺を防ぎきれなかったということになる。

Ｂ教授が亡くなったことは精神科医のあいだでは周知の事実だが、その死因が自殺であることは、ごく一部の人間だけしか知らない秘密になっている。その理由は、一つには遺族感情への配慮が考えられる。だが、Ｂ教授に薬が効かなかったとは知られたくない製薬会社や利害関係者が、自分たちに都合の悪い情報を必死になって抑えたのではないか、という穿った見方が存在するのも事実である。

しかも、Ｂ教授は一般人ではなく、精神科医として患者の自殺を防ぐべき職にあり、かつリーダー的存在だった。彼の影響を受けた多くの精神科医が、まさにいま日本中で精神障害の患者の治療に当たっている。私自身も、かつて郷里の母親がうつ病を患い、患者の家族として思い悩んだ経験がある。そのため私は、Ｂ教授のご冥福を祈りつつも、「薬が効かずに自殺したという事実を伏せるのは、治療者としてアンフェアではないか」というのが率直な気持ちだった。

このケースを、たまたま一人の精神科医が自殺しただけと見ることもできるだろう。だが、私の周囲にも、自ら命を絶った精神科医は少なくない。

私自身の精神科医に対するイメージは、かつて私の隣家に住んでいた一人の中年精神科医から始まっている。

当時、私たち家族は地方の集合住宅に住んでいたのだが、その医師は、髪もヒゲも伸ばし放題で、いつも昼から縁側でボーっとしたり、絵を描いたりしている風変わりな人物だった。当時はどうやらうつ病で長期休職中だったらしい。私は彼を「ヒゲのおじちゃん」と呼んでいたが、会ってもあいさつをする程度でほとんど話をしたことはなかった。

その医師の姿が、ある日を境に見えなくなった。私が父に「ヒゲのおじちゃん、どうしたの？」と尋ねると、父は「このあいだ自殺したんだよ」と言った。私がまだ小学校に上がる前のことだが、かなりショックを受けたのをいまでも覚えている。

つまり、私が生まれて初めて出会った精神科医は自殺していたことになる。このエピソードは、この本を書くまですっかり忘れていたが、当時、「精神科医というのは自分も心を病むものなのかもしれない」と思ったのを覚えている。

そして時が流れ、私は医学部を卒業後、ある地方大学医学部の精神科医局に入った。それからもう何年も経つが、私の知るかぎり、その医局関係者のうち、少なくとも五人が自殺している。

私はそのうち三人とは面識があったが、亡くなったときにはみな違う病院で働いていたので詳しいことはわからない。ただ、共通しているのは、みな真面目という印象が強かったことである。

精神科医が自ら命を絶つ。これは、私の周りだけに起こっている特殊な現象なのか？

そんな疑問にとらわれた私は、精神科医の自殺率に関するデータがないか、国内外の文献を調べてみた。すると、まずこんなデータにたどり着いたのである。

「精神科医が自殺する頻度は、一般人の五倍。さらに、研修医などの若手時代には、その頻度は一般人の九倍にもなる……」

この数字は、アメリカで最も権威ある精神医学雑誌の一つである『アメリカン・ジャーナル・オブ・サイキアトリー』(一九八二年一一月号)の掲載論文に記載されたものだ。ここでいう「一般人」には、精神科医がメンタルヘルスに関してアドバイスを与えている人たち、すなわち患者も含まれている。死のうとする人を食い止めるのが仕事であるはずの精神科医が、彼らの五倍も自殺しているのである。また、この論文では、精神科医の自殺は、あらゆる医療関係者のなかで「圧倒的に」トップであり、自殺率はずっと同じ割合で推移していると報告している。

こうした研究は他にもある。

米国医学会と米国精神医学会が一九八七年に行なった合同調査でも、全診療科の医師や看護師などすべての専門的な医療職のなかで、精神科医の自殺率が最も高いことがわかっている。さらにこの調査で、自殺した精神科医の家族に尋ねたところ、自殺した精神科医の五六パーセントは、自分自身に対して抗うつ薬などの精神科薬を処方し、四二パーセントの医師は、自殺当時、専門家の治療を受けていたという。最近は、病院などのスタッフに対するメンタルヘルスもさかんだが、当の精神科医がいちばん注意しなければならないというのだから皮肉なものである。

また、やはり『アメリカン・ジャーナル・オブ・サイキアトリー』（二〇〇四年一二月号）には、アメリカ人医師の自殺率が一般人の二倍近くに達し、診療科医別では精神科医が麻酔科医に次いで自殺率が高いという研究論文が掲載された。

ここで、次のような疑問が湧いてくる。

「自分の命さえも助けられない人間が、果たして他人を治療し、命を救うことができるのか？」

あくまでこれはアメリカでのデータが中心であり、私は、日本の精神科医のほうが、アメリカの精神科医よりも精神的にタフで、自殺が少ないことを祈っている。だが、残念ながらそれを証明する調査は行なわれておらず、私の周りの事例を見るかぎり、日本の精神科医も追い詰められている可能性が強い。それどころか、日本の医師に対する卒後教育はアメリカにくらべて劣っていて、勉強のために留学する若手医師が多いことを考えると、むしろ日本の医師の自殺率のほうが高い可能性さえあるのだ。

じつは、私が医師になるための勉強をしていた十数年前には、医師国家試験用の教科書に、「医師の自殺率は、精神科医が一位、麻酔医が二位」と書かれていた。だが、現在では、その記述はカットされている。その理由は定かではないが、これから医師を目指そうという大志のある若者に見せるにはふさわしくなかったからではないかと思っている。

たしかに、精神科医の日々の臨床はストレスに満ち溢れている。それに、精神科を選んだ医師たちの資質を見ると、もともと精神疾患に親和性があるケースが多いという指摘もある。

だが、精神科医の自殺率が高い原因を、そうした事象だけで片づけてよいのだろうか？　そして、精神科医が自殺すること自体、なかなか治らずに苦しんでいる患者たちの厳しい現状を暗示してはいないだろうか？

精神科医はなぜ心を病むのか　目次

第3章　多様化する精神科へのニーズ

第6章 薬も満足に使えない精神科医
——〝薬後進国〟ニッポン

第7章 そもそも精神科薬は本当に効くのか

第8章 心理カウンセリングなんてできない精神科医

第9章 精神科医に頼らずにできること
——精神医療の未来

附録――ダメな精神科医の見極め方

装丁◎齋藤　稔
著者エージェント◎アップルシード・エージェンシー
編集協力◎オフィス・プレーゴ

第1章　他人の心を診る資格はあるか

医者自らが薬漬け

自殺者のうち、その七〜九割は自殺時点で何らかの精神疾患にかかっていたといわれる。それは精神科医も同様だろう。

そうした医師は氷山の一角であり、自殺には至らないものの、心を病んでいる精神科医が多いことは容易に想像がつく。そんな医師の診療を受ければ、当然、患者にも影響を及ぼすだろう。うつ病をはじめとする精神疾患が、一度患ってしまったら、治療が長引き、完治も難しいとされるのも、その一因は医師にあるといわざるをえない。

たしかに、私の知るかぎり、自身が心を病み、それが患者の治療に悪影響を与えている医師はけっして少なくない。

私自身、精神科医に対する不信感が芽生えたのは、大学時代に病院で実習をしたときのことである。

まだ若かった私は、精神科のある医師に、「精神科の薬というのは、本当に効いているのでしょうか?」と率直に聞いてみた。患者のなかには、一〇年も二〇年も通っていて、薬を飲みつづけているのに、よくなっているようにはとても見えない人もいたからだ。

すると、その医師は、「冗談じゃない」といきなり怒り出した。そして、机の上に、チョコレート菓子のようにカラフルな小さな粒をバラバラと広げてみせ、「私がこんなに飲んでいるのだから、効かないわけがないだろう」と言ったのである。いまにして思えば、それは向精神薬だった。しかも、その量は、当時その病院で薬を処方されていたどの患者よりも多かったのである。

その医師は統合失調症だった。どこまで症状を抑えられていたかはわからないが、仕事ができる程度には薬が効いていたのだと思う。

本人にすれば、薬が効くかどうかは生命線で、「薬が効かないなどありえない。絶対に効く」と信じ込んで、飲んでいたのであろう。

私は、そこまで薬の効果を信じ切っている医師の姿に危うさを感じると同時に、「こんな治療者がいる精神科は大丈夫なのか？　本当に患者を治せるのだろうか？」と、精神科そのものに不安を感じた。

そして、私が医師になってからも、周りには〝病んでいる〟人が多かった。

たとえば、研修医時代の同期の男は、こっそり精神安定剤を盗んで飲んでいた。その男の場合、つらい症状があったわけではなく、最初は興味本位で、たんに快楽を求めて飲んでいたようだ。精神安定剤は少量を使えば高揚感が得られるため常用していたのだろうが、その反面、依存性が強く、一度飲むとやめられなくなってしまう。

また、男性医師の一人は、睡眠薬をこっそり盗んで自分で注射していたのだが、あるときそれが発覚して警察に逮捕された。その事件は新聞でも報道され、本人はその後解雇された。

これは、私が医者になって経験が浅く、まだ自信をもてなかった時期に起きた事件だったので、「精神科とは、やっぱりそういう科だったのか」と落ち込んだ。

リタリンを垂れ流す

近年、うつ病の治療薬であるリタリンのずさんな処方が大きな社会問題に発展した。

日本で、リタリン(メチルフェニデート)がうつの治療薬として使われはじめたのは一九五八年。つまり、半世紀にわたって使われているのだが、当時から依存性の強さを危惧する医師もいたという。

リタリンは中枢神経に作用して、活動量を活発にする効果がある。そのため抑うつ感(落ち込み)が一時的に晴れたかのように思えるが、じつはうつの回復機序自体には作用していない。さらに、効果が続くのは三時間程度で、その後は服用前にくらべて、より落ち込みが激しくなるなど、気持ちのアップダウンが大きい。そのため、絶えずリタリンを飲まなければいられない依存症になりやすいのだ。

国立精神・神経センターの尾崎茂氏らの調査によると、リタリンは、平均して他の覚醒剤の倍以上早く依存が始まることがわかっている。さらに、薬物使用への強い欲求が、他の覚醒剤では五五・九パーセントであったのに対して、リタリンは一〇〇パーセント。「有害とわかっていても使いつづけるか?」という質問に対してイエスと答えた人は、他の覚醒剤が四四・一パーセントだったのに対し、リタリンは二倍近い八七・五パーセントに達している。覚醒作用と活動量が増えるという点でも、リタリンは限りなく覚醒剤に近いといえるだろう。また、効果が切れると、幻覚や妄想が出る場合もある。

そんな薬にもかかわらず、他の抗うつ薬にくらべて一時的に気分が晴れる効果が出ることから、患者のニーズは高く、日本での販売元であるノバルティスファーマによると、二〇〇六年だけで約三三七〇万錠が処方された。

リタリンが何より問題なのは、これをうつ病の薬として認可している国が日本だけだったという点である（二〇〇七年に入り、メーカーが適応取り下げの申請を出した）。リタリンは、欧米では、突然眠りに落ちる「ナルコレプシー」の覚醒と、子どもが落ち着きのない症状を見せる「ＡＤＨＤ（注意欠陥・多動性障害）」という病気に使うことしか認められていない。

そのため、日本でも、リタリンの怖さを知っているまともな精神科医ならリタリンなど使わない。逆にいえば、きちんとした教育を受けていない、あるいは悪意をもったダメな精神科医は、リタリンを使いたがる傾向があったのは間違いない。

そういう医師は、患者の治療がうまくいかないために自身も悩みやすいし、本当は有効なはずの抗うつ薬も、うまく使えないために効果を信じることができない。そのため、「即効性」のあるリタリンに手を出して、手っ取り早くよくしようとする。現に、自身がうつ病で、同僚に頼みこむなどしてリタリン漬けになっていた医師を私は何人も知っている。

そんな医師は、当然、患者にも安易にリタリンを出すことになる。とりあえずリタリンを出せば、すぐに症状が楽になるために患者も喜ぶのだ。

だが、すでに述べたように、リタリンが怖いのはここからで、同じ量を飲んでもすぐに効かなくなるため、どんどん量が増えていく。

かつて私は、リタリン依存症になってしまった中学生の男の子を、やむをえず矯正施設に紹介したことがあった。彼が依存症になったのは、うつ病になって初めて訪れたメンタルクリニックで、いきなりリタリンを処方されたのが原因だった。その話を聞いたとき、私は、将来ある子どもに安易にリタリンを処方した医師に怒りを覚えた。

若い開業医などが、病院の経営のためにリタリンを出すことも考えられる。インターネットや患者同士の情報交換で、抑うつ感がすぐに取れると誤解した患者が、リタリン欲しさに自分の病院に定期的に通ってくれれば、経営的にはプラスだからである。

東京・新宿の「東京クリニック」の院長も、まるで垂れ流すように患者にリタリンを処方していた。

精神科医のなかには、ナルコレプシーではない患者にその病名をつけてリタリンを処方する医師もいるが、この院長はもっとひどい。窓口で症状を聞いただけでリタリンを処方したり、患者の求めに応じて宅配便でリタリンの処方箋を送ったりしていたのだ。そのため、このクリニックは、リタリンを服用してやめられなくなった「リタラー」と呼ばれる患者を中心に、まるでリタリン常用者の〝聖地〟のような様相を呈していた。

リタリンの過剰処方の疑いで、この院長は東京都の立ち入り検査を受けた。その上、傷害事件も起こしたことで、業務停止二年の処分を受けたのである。

また、これは私の知人の医師から聞いた話だが、あるクリニックの医師が、患者の言うがままにリタリンを出した。その患者も、やはりインターネットで、リタリンを飲むと元気になるという情報を得たのだという。だが、その患者はリタリンをまとめ飲みして錯乱状態になり、包丁を持って街に飛び出した。何か幻覚を見たのだろうが、その患者は措置入院になった。措置入院とは、自分か他人を傷つける恐れが非常に高いため、行政の権力によって強制的に入院させるものである。

リタリンさえ飲まなければ、普通の軽いうつ状態で済んだものを、リタリンのために患者の経歴に措置入院という深い傷を残した。依存性があるということも知らせずに、求められるがままにリタリンを出した医師に、治療者の資格はないだろう。

依存体質の医者も多い

薬と同様、アルコールに依存する精神科医も少なくない。

じつは精神科医の平均寿命は一般の医師より五年短いといわれているが、アルコールに依存する精神科医が多いこともその背景の一つとさえ考えられている。アルコール依存症は体を害するだけでなく、うつ病同様、自殺率の高い障害と医学的に知られてもいる。

かつての私の知人でも、精神科医であるにもかかわらず、夜眠れないからと睡眠薬をたくさん、しかもアルコールと一緒に飲んで、最後は睡眠薬とアルコール両方の依存症になって入院してしまった医師がいた。

まともな医師にすれば、「精神科医のくせに、なぜそんな薬の使い方をするのか？」と首を傾げたくなるような話だが、外科医などと違って、薬についてよくわかっていなくても〝なんとなく〟やれてしまうのが精神科医だという言い方もできる。

このように、薬やアルコールなどの物質に依存する精神科医は少なくないが、そういう人にもときどき見られる依存体質の背景にあるものの一つが「ボーダーライン・パーソナリティ・ディスオーダー（境界性人格障害）」という性格上の問題（もしくは強い傾向）である。

これは、「突如逆上する魔性の女」という表現にたとえられるように、思春期や成人の女性に多く見られる人格障害（問題を抱えた病的性格）の一つで、不安定な感情や自己破壊的な衝動、自分らしさに対する自信の揺らぎなどが特徴である。加えて睡眠薬などの過量服薬やリストカット、異性依存やアルコール依存症などの薬物依存、過食症などを伴ったりすることでも知られている。

私の後輩の女医は、この病気と診断され、過食症にも苦しんでいた。一緒に食事に行っても、すぐにトイレに行き、食べたものを全部吐いてしまうのだ。それが昂じていつしかアルコール依存症になり、いまは職場での飲酒を見つかったことから休職させられている。

一般の精神科外来患者の約一〇パーセント、入院患者の約二〇パーセントは、この境界性人格障害だといわれるが、私たち精神科医が使う言葉で、患者に「巻き込まれてしまう」医師のなかには、この病気への対応がわからず苦しむ人が少なくない。私も対応にだいぶ慣れてはきているが、それでも他院からの紹介状に「境界性人格障害」と書いてあるとドキッとする。

境界性人格障害の患者というのは、わかりやすくいえば、自分の話を聞いてもらい、自分という人間を理解してほしいという気持ちがとても強い。一方で、期待が裏切られたと感じた途端、見捨てられたような気持ちになり「どうしてわかってくれないの！」と興奮して大騒ぎすることもあるといわれる。

そもそも医師への期待が高すぎるうえに、それが叶わなかったときのつらい感情をうまくコントロールすることができないのだ。精神科医にしても、それまで仲良くやれていたはずが急に逆上されるため、落ち込んだり気疲れしたりすることが多い。

本来、精神科医師であれば、ある程度は患者のペースに付き合う余裕をもちつつ、ときには毅然と「そういうことではダメですよ」と言って患者とうまく向き合い、治療にもっていかなくてはいけない。ところが、相手のペースに巻き込まれて、言うことを聞きすぎたり、挑発に乗ったりすると、毎回、診察室でケンカのようになってしまい、自身も消耗して苦しむことになる。もちろん、それでは患者の治療にならない。

自殺念慮（自殺したい気持ち）のある患者に接したときにも、巻き込まれることはある。患者が病院に電話してきて、「これから僕は飛び降りて死にます」などと言うのだ。こういうとき、経験を積んだ医師であれば、多少は動揺しても冷静に対処できるのだが、慣れていないとどうしていいかわからない。こういう患者や、対応に納得しない患者の家族に巻き込まれ、相談相手もいないために有効な対処ができずに苦しみつづけていると、精神科医自身がうつ病になってしまうこともあるのだ。

そもそも医師にしても、看護師にしても、多くの人は患者の役に立ちたいと思ってこの道に入っている。だから、患者のためにいろいろなことをやってあげるのがいいことだと思いがちである。だが、実際には、いろいろしてあげることによって、患者を退行させてしまうこともある。それは、「彼氏が働かないから、私が稼いで頑張る」という女性が、どんどん男性をダメにしてしまうのに似ている。過保護の親も同じで、感情移入しすぎると、結局は本人＝患者のためにならないのだ。

こうしたさじ加減をうまくしながら治療できる精神科医というのは、本当に少ない。精神疾患の患者が増えていることを考えても、医師、患者ともに、置かれた状況の厳しさは当分変わりそうもない。

女性患者との肉体関係は病気のせい？

さらに、異性にだらしない精神科医が多いことも、最近しばしば報道されているが、これも氷山の一角であろう。

私も面識のある某精神科医は、とにかく病院のなかで性的関係をもつのが病的なほど好きで、閉鎖病棟に女性看護師や患者を連れ込んでは関係をもつというのが、とめどなく続いた。本人は、合意の上だったと主張したそうだが、いずれにしても許されることではなく、その後発覚して遠方の他の治療施設に左遷された。性犯罪者の再犯率の高さが社会問題化しているように、人の嗜好はそう簡単には変わらないことを考えれば、どこかで同じことをやっている可能性は否定しきれない。

また、これは新聞沙汰になったが、精神科医が患者を睡眠薬で眠らせて暴行し、準強姦罪に問われたケースがあった。

そして、事件にはならないものの、私がよく耳にするのは、男性医師がいきなり女性患者に抱きつくというもの。私が担当した女性患者のなかにも、過去に男性医師に抱きつかれたことのある人がいる。

その人の場合、不眠症の症状があって心療内科に通っていたのだが、ある日診療が終わって帰ろうとしたら、いきなり背後から抱きつかれ、「付き合ってくれ」と言われたという。

こういう医師は、当然、他の患者にも抱きついているはずであり、二度、三度とやって成功している常習犯である可能性が高い。それが病院内で問題にならないのは、患者が泣き寝入りして病院を変えてしまうか、「先生には逆らえない」と患者が思い込んで通院しつづけているからかもしれない。どちらにしても、治療にプラスにはならない。

ちなみに、先ほどの心療内科の医師は結婚していて、奥さんも医師として、同じ病院で別の曜日の診療を担当している。こんなあきれた話や信じられない話は山ほどあるが、こうした性にだらしない精神科医というのは、日本だけにとどまらない。

名門ハーバード大学医学部教授のグーサイルという精神科医は、境界性人格障害の女性患者と性的関係をもつ男性医師が多いという事実に関して、「それは、女性患者が精神科医を誘っているからで、その行為自体、病気の症状である。だから、医師は悪くない」と、医師擁護の研究を発表した。

これには当然、精神医学のバイブルといわれる「ＤＳＭ」（精神疾患の診断と統計マニュアル）の編集委員や女性団体、患者団体から猛烈な反発が起きた。

すでに述べたように、境界性人格障害の患者の場合、医師が異性であれば、自分という人間を理解してほしいという気持ちや恋愛感情を強くもつこともありうる。それはたしかだとしても、現実に肉体関係を結ぶのは精神科医が悪いに決まっている。

『アメリカン・ジャーナル・オブ・サイキアトリー』が精神科医を対象に匿名で行なった調査によると、六・四パーセントの精神科医が患者と性的関係をもった経験があり、そのうち三分の一が複数の患者と関係したと答えている。

精神医療先進国のアメリカでも、自分たちのだらしなさを患者のせいにしようとする医師がいるという事実。日本の精神科医がそこまでひどくないことを望むが、精神科への不信感を増幅させることは間違いない。

「私に薬は効かない」と訴える女性医師

それとは逆に、女性医師が問題を起こすケースもある。

これは私の患者の話である。

あるとき、私のいる病院に、女性の精神科医（仮にCとする）が、リストカットと睡眠薬のまとめ飲みをして救急車で運び込まれて来た。勤務先の病院の上司二人と同時進行で不倫をしていたのだが、別れ話を切り出され、自殺を図ったのだった。

幸い意識を取り戻したのだが、話を聞いてみると、その病院での勤務は過酷で、忙しいなかでストレスもたまり、ついついそういう乱れた関係になってしまったらしい。それだけでも精神科医としては疑問符がつくが、それ以上に問題だったのは、治療者としての知識である。

Ｃは私に対して、再三「私は境界性人格障害であり、うつ病じゃない」と言い、「だから、抗うつ薬を使っても効かない」と薬を飲むのを拒んだのである。

たしかに、彼女の場合、普通のうつ病ではなかったが、私は近年、若い人に増えている「非定型うつ」というタイプのうつ病と診断した。これは、最近、「気まぐれうつ病」などとも呼ばれ、自分に都合のよいときには比較的元気なのだが、意にそぐわないストレスなどがかかるとガクンと気分が異常に落ち込む「気分反応性」という特徴がある。「非定型」と呼ばれるのは、従来、落ち込みっぱなしと考えられていた典型的なタイプのうつ病とは違うためである。Ｃの場合、不倫していた男性のことが忘れられず、リストカットなどの衝動も相変わらず強かった。

Ｃもそうだったが、うつ病についての認識が古いままの医師は少なくない。うつ病は非常に限定された病気であり、抗うつ薬も、落ち込みっぱなしのクラシックなタイプのものにしか効かないと考えているのだ。だが本当は、抗うつ薬は、わがままに見える非定型うつにも、自律神経失調症全般にも、ある程度効果があることがわかっている。買い物症候群や過食症も、抗うつ薬を使えば症状が和らいだり、改善したりするのだが、古い教育しか受けていない医師は、そういう発想がない。そのためCも、自分がまさか抗うつ薬でよくなるとは思っていないのだ。

実際、Cに抗うつ薬を使ってみると、こだわりが和らいで気分が楽になり、やがて退院していった。ところが、この件はこれで解決とはならなかった。彼女自身、「本当は自分はこんな薬を飲む人間じゃない」と思っていたのだろう。退院後も外来で診る必要があったのに、病院に来ない。代わりに、ある有名クリニックでカウンセリングを受けていたのだが、そこでカウンセラーに、「君は人格障害だから薬では治らない。薬を飲む必要はない」と言われたのだという（あとからこの話を聞いたとき、私は「人格障害の患者だって、うつ病になる可能性はあるのに」と思った）。

言われたとおりに薬を飲むのを止めたところ、Cはどうなったか？　いきなり症状が再発して調子を崩し、再びリストカットと睡眠薬のまとめ飲みをして私のいる病院に担ぎ込まれたのである。

その後、彼女は薬を飲みつづけたことで、入院やまとめ飲みをすることなく職場復帰した。数年後には、カウンセリングも順調にできていると報告してくれた。

抗うつ薬もろくに使えず、自分の病気もどうしていいかわからない精神科医が、主治医としてたくさんの患者を診る。かつてのCのような精神科医は、薬の効果が期待できる重症のうつ病患者に対しても十分な抗うつ薬を使わないことも多い。その代わりに、精神安定剤や睡眠薬ばかり処方するのである。

そういう医師が、患者を治せるはずがない。「いい加減、有効な治療法を提示してほしい」と叫ぶ患者とはトラブルになり、「大変だ、大変だ」と慌てふためいている医師も同様である。自身の力不足から、治せない患者をたくさん抱え、「どうせ精神障害は治らないんだから」と〝前向き〟に逃避できる医師はまだいいのかもしれない。でも、そうやって開き直れない真面目な精神科医は、精神医療に絶望するしかない。それは、その職業を選んでしまった自分自身にも絶望することとなり、心身の病気になってしまうことは想像に難くない。

患者に愚痴をこぼす

精神科に限らず、患者が病院にかかるのは、苦痛を和らげてほしいからである。だが、精神科の場合、注射や検査といった目に見える処置をすることがなく（まったくないわけではないが）、診療は会話が中心といってよい。そのため患者にすれば、とくに最初のうちは、心の専門家である精神科医の言うことは絶対だと考えてしまいがちである。そこに、精神医療の危うさがある。

まず多いのは、ろくに患者の話も聞かずに薬を出そうとする医師である。薬を出すのはいいが、どうしてその薬なのか？　慣れない患者であれば、「精神科医は心が読めるのか」と不思議に思うかもしれない。だが、そういう医師の場合、たんなるおしゃべりや説教によって診療時間をつぶしていることに患者がそのうち気づき、そのいい加減さにあきれるようになる。

さらにひどい場合もある。本来、患者の不安や悩みを聞くはずの医者のほうが、患者に自分の愚痴をこぼすというケースがじつに多いのである。その場合、患者は、「一応、相手は医者だから」と考えて、黙って話を聞くしかない場合がほとんどだ。だが、それでは医者のストレス解消のために診察に通っているようなものである。これでは、どちらが患者なのかわからない。

こういう医師は、病気ではなくて、たんに愚痴っぽいだけかもしれない。だが、たとえそうだとしても、医師が患者に愚痴るのは立場的に許されないであろう。

そもそも、口答えができない性格の人は、うつ病などの心の病気になりやすいといわれる。波風を立てるのを嫌い、泣き寝入りしやすいタイプといっていいだろう。だが、そうでなくても、いまの日本の医師と患者の関係では、ふだんは気が強い人でも、精神科医の前ではおとなしくせざるをえない。「せっかく先生がしゃべっているのだから、聞かなければいけない」と考えてしまう。たとえそれが自分の治療とはまったく関係のないことでもだ。

治療に通っているのに、いつも医者の愚痴ばかり聞かされていて、それが何カ月も続いているという患者は、私の病院にもときどき来る。セカンドオピニオンを聞くためである。そういう患者に、以前にどういう治療を受けていたのかを尋ねると、「先生の愚痴を聞いていました」と答えるのだから笑えない。患者が紹介状を書いてくれるよう頼んでも、「君には他の病院は不要だ」と取り合ってくれない医師もいる。

もっとひどい医者になると、患者に電話をかけてきたり、家に押しかけたりする（カルテを見れば、住所や電話番号はわかる）。電話でカウンセリングをしてくれるならまだしも、「昼間の話の続きを聞いてよ」と、また自分の愚痴をこぼすのだからたまらない。

かつて私が診察した女性患者にも、同じような経験をした人がいた。クリニックを開業する男性医師につきまとわれて、医師を替えようと私のいる病院に来たのだ。

こんなとき、患者が医師に対して「ノー」と言えば、医師も引き下がるかもしれない。だが、精神疾患の患者のなかには、気力もなくなっていて、なかなか医師に「ノー」が言えない人も少なくない。だから、ずるずると医師に付き合うことになりがちだ。

また、患者にまとわりつく医師というのは、外面がよく意外にも近所の評判がいいことが少なくないため、かえって始末が悪い。病院を替えたいと言えば、周囲からは、「あの患者はわがままだから」と思われてしまうのだ。

私の病院に来た女性患者につきまとった男性医師も、近所での評判は上々だった。だが、その医師は後年、近所の飼い犬を、「うるさい」と言って追いかけ回し、ナイフで刺し殺して警察に逮捕されるという、信じられないトラブルを起こし、マスコミでも報道された。この医師が病気かどうかはわからないが、病的であることだけは間違いない。

そして、そんな医者にかかっていれば、治るものも治らないことは間違いないだろう。

患者を殴るのも治療の手段!?

病的ということでいえば、暴力的な精神科医も少なくない。私の身近にも、職場では普通なのに、家に帰ると気分のアップダウンが激しくなって、物を壊したり、奥さんに当たったりするＤＶの精神科医がいる。

　ある有名精神科医は、自分が躁うつ病であることをカミングアウトしているが、じつはアルコール依存症も併発している（両者は併存しやすいことで知られている）。その医師は、あるとき旅先のホテルの部屋で酒を飲みすぎて酒乱症状が顔を出し、奥さんに殴る蹴るの暴行を働いていたという。私はそれを、直接見たという人から聞いたことがある。

　また、精神医療に関する本をたくさん書き、文学賞も受賞したことのある某医大の精神科の元教授が、じつはとんでもない人物だというのも業界では有名な話である。

　この元教授の場合、テンションが上がると、統合失調症の患者を集めて正座させ、「お前は俺に診てもらえて幸せだろう」と怒鳴るように言い、「はい。先生に診てもらえて幸せです」と患者に無理やり言わせていたという。

　私は、その元教授の本を何冊も読んでいて、尊敬もしていたので、その話を聞いたときには信じられなかった。だが、その病院にいた数人の医師が、「もうあんなところは懲り懲りだ」と言っているのを聞いて、やはり噂は本当なのだとショックを受けたものだった。

　また、暴力が公になって、事件に発展したケースもある。

　リタリンの濫用で東京都の立ち入り調査を受けた先述の東京クリニックの院長は、待合室で二〇代の女性患者から診察結果の説明を求められたことに腹を立てた。そして、「どうせ説明してもわからないだろう」などと言いながら、女性の髪の毛をつかみ、頭を壁に叩きつけるなどして全治三週間のケガを負わせた。さらに、付き添いの男性にもノドをつかむなどしてケガを負わせ、警察に逮捕された。

警察の調べに対してこの院長は、「患者を敷地内から追い出そうとしただけ」と容疑を否認したというから訳がわからない。この院長の場合、以前にも患者に暴力をふるって書類送検されていて、その後も同様の相談が警察に寄せられていたという。

さらに、医者を指導する立場であるはずの医師のなかにも、患者にキレてしまう人がいる。

PTSD（心的外傷後ストレス障害）という病気をご存じだろう。これは、たとえば夫にDVを受けた妻が、夫の顔や部屋を見るたびに暴行された光景がフラッシュバックするために、怖くて家にいられないといった症状である。

このPTSD研究の国内の第一人者はK氏という人物で、自身、アメリカのPTSDの第一人者といわれる研究者のスーパーバイズ（医師やカウンセラーが、より経験豊かな別の医師やカウンセラーに継続的・定期的に助言を求めること）を受け、その後国内でPTSD治療のスペシャリストを育成している。

そんな立場の医師が、二〇〇六年秋、自らがＰＴＳＤの治療をしていた女性患者から、顔を殴られて難聴になったとして告訴されたのだ。Ｋ氏によると、患者から、「私を力いっぱい殴って。そうすれば目が覚めるから」と言われたために殴ったのであり、殴ったのはあくまで「治療の手段」と主張した。

これに対し、東京地裁では、Ｋ氏による暴行やカルテの改ざんを認定し、国とＫ氏に約一五〇〇万円の支払いを命じた。裁判長は、「治療とみるのは常識に照らして無理がある」と判断したのである。

企業と産業医、主治医がグル

私は、これまで直接、間接に、危ない精神科医を見聞きしてきた。その危うさは、思わず「あなたが他人の心を診てもいいのですか？」と言いたくなるほどである。

これはあくまで私の印象だが、精神科医のなかには、自身が重度の精神障害である人もかなりいて、その数は、他の診療科の医師とくらべても圧倒的に多いように思う。

考えてみれば、外科医が重度の精神障害者になってしまっては、仕事をするのはさすがに無理だろう。外科で診断を誤ったり、手術でミスをしたりすれば命取りになるからである。

これは本当の話だが、ある日本の大学の医学部の外科では、落ちこぼれた人間に向けられる言葉として、「君にできるのは、精神科医ぐらいだな」という表現がよく使われているそうだ。逆にいえば、治療不十分な重い精神障害であっても、医師が務まってしまうのが精神科なのだ。

私の周りにも、医者になる前から統合失調症を患っていた人がいるし、外科医をしていてうつ病になってしまった女医が、リハビリがてら精神科に勤務するというケースもある。

だが、そうした医師というのは、患者の病気を治したいという志をもっているという点で、まだ救いはある。それに、革命的な治療方法を考案した精神科医の多くは、自分の心の問題を抱えていたのも事実である。

たとえば、「精神医学の父」と呼ばれるフロイトは自分自身が神経症で、パニック発作やうつ状態に苦しんだ経験をもっていたのは有名な話だし、「認知療法」の生みの親であるベックは不安障害を患っていたと聞く。日本を見ても、有名な森田療法の創始者、森田正馬氏は自身の強迫神経症に相当苦しんだ結果、日本を代表するような治療法を開発した。

人には、自分の病気に関しては詳しく知りたいという欲求があるものだが、心の病気については、他人の心の痛みに何も感じない人よりは、過去につらい思いをした人のほうが強い関心をもつようだ。もっとも、心の専門家になる段階では、自分自身の問題をある程度克服していないと、患者に「共感」ではなく、「共鳴」してしまい、共倒れになる恐れはある。

私が、同じ治療者として疑問を感じるのは、企業と癒着して、産業医と主治医を掛け持ちする精神科医である。

たとえば、ある会社で産業医をやっていて、社員を診察したとする。その社員は何かというとキレるクセがあり、欠勤もしがちで、会社は戦力としてあてにできない。正直いって邪魔であり、できればずっと休職させておきたい。

こういう場合、きちんとした企業であれば、「産業医と主治医は分ける」という基本を守っている。どういうことかというと、社員を休職させるか、あるいは復職させるかという判断を下す産業医は、会社の利益を代表する立場にあり、あくまでその役割に徹するのが理想である。産業医が薬を処方しないのはそのためだ。一方、主治医は原則的には治療のことだけを考える。あえていえば患者の味方なのだ。だから、産業医と主治医は、それぞれが独立しているのが本筋である。

ところが、両者を一人の医者が掛け持ちするとどうなるか？　患者の味方であるべき主治医が、会社の意向に沿って偏った診断をすることになるのである。

先ほどのような厄介な社員がいれば、その医師はとにかく病名をつけて、薬を出そうとする。そして実際に病名がつき、薬が処方されると、会社はそれを口実に、「病気なんだから、休職しなさい」と本人に命令することができるのだ。薬も、処方されたという事実が重要で、社員が薬を飲まずに捨てても、それは本人のわがままとして片づけることができる。じつは、企業と手を組んで、こうしたことを平然と行なう精神科医が存在するのだ。

かつて私も、あるクリニックで患者を診療したときに、そのクリニックと浅からぬ関係にある産業医から、特定の病名をつけるよう強く求められたことがある。幻覚や妄想のない初診の患者を、いきなり統合失調症と診断しろと言われたのだ。「そうでないと、会社が納得しないのだ」と迫る産業医に私はあきれた。

こうした医師にとっては、患者の治療など二の次なのだろう。こんな医者にかかっているる患者は不幸といわざるをえない。

第2章

精神科医は追い詰められている

精神科医にも過労うつはある

精神科病院で働く精神科医の場合、八時半に出勤し、遅くても一八時過ぎには終業というのが一般的な勤務パターンであろう。週末も、通常は、土曜が午前勤務で、日曜日は休みが取れる。当直勤務や会議が立て込んだとしても、毎日終電近くまで働くサラリーマンや、中小企業で福利厚生という言葉とは縁遠い厳しい環境で働く人たちから見れば、働く環境としてはずっと恵まれていると思うかもしれない。

では、なぜ精神科医が心を病むのか？

その答えは一つではないと思うし、筆を進めるなかで私なりの考えを述べていきたいと思うが、数ある答えの一つとして、大きなストレスにさらされていることは挙げていいと思われる。

前章で触れたように、医師の心の病が個人の資質や性格に起因するケースもあるが、一人の精神科医、あるいは精神科だけではどうしようもない事情から、医師が追い込まれることも多い。

なかでも、多くの精神科医がストレスをため込む原因の一つになっているのが、多忙な外来業務である。

たしかに、日本の医療は、「三時間待ちの三分診療」などと批判される。それは大げさだとしても、二〇〇七年に行なわれた厚生労働省保健局の調査では、精神科の診療時間は平均一〇～一五分未満という結果が出ている。これは初診と再診を合わせたものであり、初診に二〇～三〇分をかけると考えると、再診には、一人平均五～一〇分しかかけられない、というのが実情ではないかと思う。

だが、たとえ一人の患者の診察時間が一〇分でも、それを朝から晩まで続けるのは、かなり厳しいものである。

とりわけ厳しいのは、総合病院の精神科勤務であろう。まともな人であっても、過労でダウンしてしまったり、うつ病になって休職してしまったりする医師はたくさんいる。

私は幸いまだダウンしたことはないが、私の友人の男性精神科医は、以前、うつ病が原因で休職したことがある。彼は倒れる直前、あまりの忙しさに「僕はもうおかしくなりそうだよ」と電話で私に言ってきたことがあった。その言葉には、ＳＯＳの意味が込められていたのだろう。半ば叫ぶような口調を、私はいまでも忘れられない。

当時、彼は地方の総合病院に勤務していたが、あるとき、同僚の一人がメンタルの問題で休職してしまった。だが、代わりの医師が派遣されず、身体管理の必要な入院患者を実質的に三〇人以上、一人で診ることになった。加えて外来業務も肩代わりした。

上司の精神科医はほとんど患者を診ようとせず、相談しても頼りにならない。挙句の果てには、逆切れする始末。真面目な彼は、すべてを一人で抱え込み、ついに燃え尽きてしまったのだ。

彼はその後、その病院を辞め、別の病院で働きはじめたものの、いまだにバリバリとは働けないでいる。倒れる前は理想に燃えていたが、過労で倒れたあとは、志を失ったように私には見え、どこか厭世的な雰囲気を漂わせるようになってしまった。

また、別の知人の医師は、一九時には帰宅できる精神科単科病院に勤務していたものの、反社会性人格障害やアルコール依存症、覚せい剤中毒などに悩む若い患者をたくさん抱えていた。覚せい剤依存の患者は反社会的な態度を見せることも多く、システムの整った専門の治療機関でさえ、続けて一カ月以上は入院させられないという。

そういう患者の場合、少年院などを出たばかりのことも多く、外来でも入院でも医師や看護師に喰ってかかってきたり、違反行為や逸脱行為を繰り返したりして、何かと手を焼かされ、治療するスタッフは消耗してしまう。その知人は、病院からそういう患者をすべて押し付けられ、なかなか「ノー」と言えずに一人で奮闘していた。だが、彼もまたとても真面目な性格だったため、とうとうキャパオーバーになってうつ病になり、休職して、最後には病院を辞めてしまった。

いまはリハビリの最中で、間もなく復帰するという話を聞いた。患者にすれば、どうしてそんな医師を復帰させるのかと思うかもしれないが。

クオリティー・オブ・マイ・ライフ

「クオリティー・オブ・マイ・ライフ（ＱＯＭＬ）」という言葉がある。

ＱＯＬ（クオリティー・オブ・ライフ）が患者に対して使われる言葉であり、「ある人がどれだけ人間らしい望みどおりの生活（生活の質）を送ることができるか」という概念であるのに対して、クオリティー・オブ・マイ・ライフは医師たちが、忙しすぎる日常について皮肉を込めて表現した言葉である。「患者も治したいが、自分の生活だって大事だ」というわけだ。

私が初めて勤めた地方の総合病院では、救命救急センター、内科、外科を経て、精神科病棟に配属された。そのとき感じたことがある。それは、救急や内科のときには、忙しさから三時間しか寝られなくても翌朝にはスッキリしていたのが、精神科では、八時間熟睡しても疲れがとれなかったということであった。精神的な疲れは、眠っただけではとれないと実感したのだ。

当時は、とにかく「キツい」のひと言だった。朝から晩まで、ときには昼食も食べられずに働きっぱなしである。

忙しさの原因は、まず外来数の多さが挙げられる。時間がかかる初診の患者を、一日に五人、多い日には一五人も一人で診なくてはならない。再診の場合には、一日五〇〜一〇〇人にもなる。

じつは外来患者数の多さというのは、日本の医療全体が抱える問題でもある。

日・米を含む三〇カ国の先進国が加盟する「OECD（経済協力開発機構）」のヘルスデータによれば、二〇〇七年の日本の医師一人当たりの一年間の受け持ち外来患者数は、延べ八四二一人。これは、OECD平均二四〇〇人のおよそ三・五倍で、日本の次に多いイギリスの三一七六人にくらべても約二・七倍という多さなのである。

一方で、計算上、医師一人当たりにかかっている医療費は約七〇〇〇〇円で、次に低いイギリスの約二万五〇〇〇円の三分の一以下である。先進国中、最低の医療費で最多の外来患者をこなしているのが日本の医師であり、そのしわ寄せが医療スタッフの過重労働という形で表れていると、シンクタンクなどでは分析しているのだ。

さらに、私が勤務していた病院では、外来のあとには病棟で入院患者が待っていた。

精神科医数人で手分けするとはいえ、やはり一人で一〇～二〇人ぐらいは診ないといけない。しかもほとんどが急性期の患者で、一日一日症状が変わるために、当然一日一回は全員に話を聞かなくてはならない。それが毎日のように続くのだ。有名な大学病院の某教授は、「外来患者数が一日当たり五〇～六〇人を超えると、かなり診療の質は下がる」と自著に書いていたが、私も同感である。

しかも、それで終わりかというとそうではなくて、次は外科や内科の病棟から呼ばれる。たとえば、病院全体で八〇〇床あれば、一日に五～一〇人ぐらいは精神的に不安定になる患者が出てくるのだ。「いい先生だ」と評判でも立とうものなら、この依頼は際限なく増えていく。しかも、こちらが診療に行くと、他の診療科の医者や看護師のなかには、「こんな患者、プシコ（精神科の意）だよ。どうして外科にいるんだ」などと、私たち精神科医に文句を言う人間がいる。つまり、早く精神科の病棟に移せというのである。

総合病院では、精神的な問題がある患者は、他に体の病気があっても、「精神科の疾患がある患者だから」と、すべて精神科に押し付けてくる医師が少なくない。なかには精神疾患ではなく、いわゆる態度の悪いトラブル患者なども精神科で引き取れと言ってくる。何かとクレームをつけてくるような患者は診たくないし、何かトラブルがあったら面倒だからだ。手術がうまくいかずに暴れているような患者も同様である。

さらに、引き取ったところで、今度は、精神科病棟の看護師長はじめスタッフから、「どうしてこんな患者を受けたのか？」と毎日のようにつらく当たられる。患者に対応するスタッフは、医師以上に大変だからであり、医師は罪悪感を覚えながら治療に当たることになる。

たしかに、そういう患者を外科や内科で身体管理をするのは大変である。それは、外科や内科で研修していた私としては理解できるのだが、そういう患者をすべて受け入れていては、精神科病棟はパンクしてしまう。

じつは、総合病院のなかには、精神科医が一人しかいない病院も少なくない。

そういう病院には、一五年選手などのベテラン医師が派遣されることが多いのだが、自分の仕事を理解してくれる人が他にいないため、ほとんどの人は孤軍奮闘した結果、抑うつ的になるといわれる。

たとえば、何か困ったときに、同僚に話を聞いてくれる精神科医がいれば、たとえすぐに解決策をもらえなくても、共感してもらうだけで気持ちが楽になることはある。

また、患者とがっぷり四つに組んで煮詰まってしまい、息抜きもできなくなってしまうと、それを客観的に治療として見られなくなってしまうこともある。そういうときには、やはり同僚や同じような立場の人がいることは、医師のメンタルケアのうえでとても重要である。

だが、病院に精神科医が一人だけでは、それもできない。そのため、病院に精神科医が自分一人しかいないという医師たちのなかには、「一人医長の会」というサークルをつくり、病院を超えて交流している人たちもいる。

それを気の毒と思うか、いまの日本では当たり前だと思うかは、みなさんの判断に委ねるしかない。

そもそも医師の数が足りない

一九九九年に行なわれた立入検査結果によると、全国の精神科のうち、医師充足率を満たしているのは七七・一パーセントにすぎなかった。つまり、およそ四分の一は国の定める基準を満たしていなかったわけで、精神科医の数が不足しているのは紛れもない事実なのだ。

日本の精神科の病床数一〇〇床当たりのスタッフ数を見てみると、常勤医師は二・七人。さらに、いわゆる強制的入院をさせることが許される「精神保健指定医」の資格をもつ医師になると一・七人しかいない（一九九九年、厚生省調べ）。

一方、精神科医が増えていることを示すデータもある。

厚生労働省による「医師・歯科医師・薬剤師調査」の結果を見ると、日本の精神科医の数は一九九八年の一万一八四三人から、二〇〇四年には一万三六〇九人と、およそ一・一五倍に増えてはいる。だが、精神科の通院患者数を見ると、一九九九年には約四一万六〇〇〇人だった気分障害（うつ病や躁うつ病など）の患者が、二〇〇五年には約八九万六〇〇〇人と倍以上に増えている。つまり、患者が増えるペースのほうがはるかに早いため、医師が少しぐらい増えても焼け石に水なのである。

そもそも精神科医の数が足りない原因は、国による失政にあると指摘されてきた。

一九五〇年、「精神衛生法」が成立し、五八年に当時の厚生省から「精神科特例」という次官通達が出される。その内容は、精神科病院の条件として、医師の数は一般病院の三分の一、看護婦は三分の二でよいというものだった。精神科では、他の診療科以上に人手がかかるにもかかわらずである。

つまりこれは、「精神科の医療は低レベルで構わない」と、国家がお墨付きを与えたようなものである。しかも、この通達は、二〇〇一年まで、じつに四三年間も継続していたのだ。

患者をほったらかしにするのなら三分の二でもいいが、本当に治療して社会に復帰させようとするなら、絶対に足りるわけがない。

他の先進諸国では精神科病院の多くが公立であるのに対し、日本では私立が圧倒的な割合を占めているが、これも、厚生省の「精神科特例」によって、私立の精神科病院が開業しやすかったためである。そして、少ない医療スタッフでまかなわれる「低レベルの医療」の〝つけ〟は、すべて患者に回されることになったのである。

そして、日本で精神科医が不足しているもう一つの理由が、精神科病院の多さである。その数の多さは、世界各国とくらべて群を抜いていて、二〇〇六年一一月の時点で、全病院のなかの精神科病院が占める割合は、じつに一八・五パーセントにもなる。病院が五軒あれば、そのうち一軒は精神科病院ということだ。

精神科の病床数も多くて、こちらは全病床の二一・六パーセントと、五分の一強を占めている。これも世界最大クラスである。

これだけ病院とベッドが多ければ、精神科医の充足率が低くなるのは当然だろう。

認められないコ・メディカル

「コ・メディカル（co-medical）」という言葉がある。これは、医師以外の医療に携わるスタッフを指す和製英語で、「師」「士」とつく職種の人たちが含まれる。

精神科でいうと、カウンセラー（心理療法士）やソーシャルワーカー（社会福祉士。精神科では、精神保健福祉士＝PSWという資格もある）、リハビリテーションを担当する作業療法士などがこれに当たる。こうしたスタッフの不足もまた、精神科医の負担を大きくし、ひいては患者の治療を後手に回らせる原因になっているのである。

先ほどの病床数一〇〇床当たりのスタッフ数は、看護師が二八・四人、作業療法士が〇・七人、ソーシャルワーカーが一人。カウンセラーに至っては、何と〇・四人しかいないのだ。こんな陣容でまともなケアなどできるわけがないだろう。

精神科では、他の診療科にくらべて、よりチームワークが要求され、コ・メディカルの役割が重要なのだが、なかでもソーシャルワーカーは、他の診療科以上に治療を左右するといってよい。

たとえば、患者が暴れたときに、どこの病院に入院したらいいかとか、今後その地域でどうケアしていくかといったマネジメントは、本来、ソーシャルワーカーがするのが理想である。実際、総合病院では手に負えない患者は、精神科病院に引き取ってもらうケースが多いのだが、お互いの病院にソーシャルワーカーがいれば、患者の転院手続きはスムーズに進むことが多い。

だが、ソーシャルワーカーがいなければ、医師本人が先方の病院に電話をかけて、「患者を引き取ってください」とお願いすることになる。それが厄介な患者であれば、先方からは、「君のところは、また大変な患者を送ってきて」と文句を言われるのだ。これは、医師にとって心理的な負担になる。

そういうことが重なると、今度はその医師自身が、厄介な患者を受け入れなくなる。最初から受け入れなければ、他の病院の医師に頭を下げたり、文句を言われたりする必要もないからである。

私の知人の精神科医もこれをよくやっている。たとえば、他の病院から紹介されてきたものの、クレーマーだったり、あまりにも性格が悪かったり、お金がなかったりする患者は、受け入れを断ることがあるのだ。もちろん、治せると思えば受け入れるのだが、三カ月入院させても治らなければ、どこかの精神科病院に転院させなければならない。そのとき、先方が受け入れを嫌がるのはわかりきっている。

とはいえ、現状では、ソーシャルワーカーは厳しい立場に置かれている。なぜなら、ソーシャルワーカーがいくら院内で仕事しても、診療報酬上は十分評価されているとはとてもいえないからだ。報酬は一部の精神科訪問看護などを除けば、すべて病院の持ち出しである。私立精神科病院の経営者がソーシャルワーカーの採用に消極的なのは、ソーシャルワーカーへの報酬が病院の利益を圧迫するからである。

ソーシャルワーカーと並んで、精神医療に不可欠なカウンセリングの専門家であるカウンセラーが不足しているのも同様の事情による。先ほど日本の精神科では病床数一〇〇床当たり〇・四人のカウンセラーしかいないと書いたが、私の知る公立病院でも、つい最近まで、八〇〇床に対しソーシャルワーカーが二人、カウンセラーにいたっては何と一人しかいなかった。カウンセラーもまた、日本では肩身の狭い思いをしているのだ。

その数は、アメリカには約一一万人もいるのに対し、日本ではわずか一万五〇〇〇人余（二〇〇六年現在、日本臨床心理士資格認定協会の認定者数）。しかも日本では、カウンセラーが国家資格と認められていない。カウンセラーが国家資格化されていないのは、先進国のなかでは日本ぐらいのもので、業界ではかなり以前から問題視されている。

いまだに民間資格で医療保険も適用されず、病院収入にもならないため、常勤職もとても少ない。そのため、心理系学科の卒業生になかなか就職口が見つからないという事態も起きている。また、心理系学科の多くは、学生の臨床実習を受け入れてくれる実習先の医療機関探しにも苦労しているというが、病院にすれば、リクルート活動のメリットが期待できない以上、協力を渋るのは無理もない。

いま日本でも、ようやくがん患者の心のケアをしようという動きが始まっているが、そこで重要な役割を果たすはずのカウンセラーの国家資格化についてはまったく進展がない。

なぜ、国家資格化が進まないのか？

それには、カウンセリング行為を、医療・保健分野に限定した「医療心理士」という資格にこだわる厚生労働省側と、学問としてとらえ、医療以外の分野でも利用したい文部科学省側がせめぎ合っているという構図があると指摘されている。

これは医学雑誌に書かれていたことだが、国家資格が医療心理士に限定され、カウンセリングに医療保険が適用されれば、身分の安定を求めてカウンセラー志願者が殺到する。そうなれば患者も、安くカウンセリングを受けられる治療者に流れてしまう。また、医療心理士の行為に「医師の指示のもとに」などといった表現がつくことで、医師に従属する関係になるのを嫌うカウンセラーの勢力があるという話も聞く。

また少子化時代のいま、大学の心理系学科、とりわけ心理カウンセラーの資格を発行できる大学院は人気が高いが、医療心理士が国家資格として認められては、その優位性が失われる。そうなれば学校の死活問題になりかねないといった事情もあるようだ。

いずれにしても、国家資格にするとなると、教育システムの整備にも費用がかかるうえ、保険診療になるため、国は医療費を使わなければならない。病院も、これまで以上に給与を払わなければ優秀な人材を確保できないだろう。

そうしたことのしわ寄せが、どういう形に現れるかは定かではないが、精神科医へ、そして最後には患者にいくのは他と同じである。

クリニック医師が増えている

いま日本は、どこにいっても医者不足に悩んでいる。とくに精神科医は不足していて、北海道などは、何ヘクタールも精神科医がいないというひどい状況に陥っている。

だが、それとは逆に、東京都をはじめとする都市圏では、いま精神科医の開業ラッシュが起きている。

なぜかといえば、これは他の科でも同様だが、勤務医よりは開業医のほうがずっと構造的に儲かるからだ。なかでも精神科のクリニックは設備投資があまり必要ないために、開業するのが容易だといわれる。

二〇〇六年、私は開業支援をするコンサルタントと話をする機会があった。

そのコンサルタント氏によると、都内にある精神科のクリニックは、どこも初診に何カ月待ちが普通だという。たとえば国公立の病院の場合、初診の患者が一日に五～一〇人は来る。初診は時間がかかるとはいえ、人数を制限しないためにそれだけ来てしまうのだ。

一方、民間のクリニックなどは人数を制限するのが普通で、なかには完全予約制で、一日二人しか診ないため、予約が二年先まで埋まっているようなクリニックも存在する。

それでも、患者が納得していればよいのだが、精神科のクリニックには他の問題も指摘されている。

診療時間外の対応もその一つ。患者が、何かトラブルがあったときに電話しても、「本日の診療は終了いたしました」というメッセージが流れるだけで、そこから先は、総合病院の救急にでも任せてしまう。しかも、そういうクリニックは怪しい薬を必要以上にたくさん出していて、患者もクセのある人が少なくない。

診療時間の短さも問題だ。すでに述べたように、日本では外来にあまり時間をかけられない。私も、患者が立て込んでいる日に、再診の患者に一〇分かかってしまったときには、正直、「こんなに手間取ってしまった」と感じることもある。

それは、医師が手を抜いているというより、忙しくてそれしか診られないというのが現実である。カウンセリングにしても、ゆっくり話など聞いていられない。

それに対して、クリニックの場合、患者一人にどれだけ時間をかけるかは、治療者の裁量で決められるし、実際にたっぷり時間を取って、丁寧に患者を診る医師は少なからずいるとは思う。だが一方では、時間にゆとりがあっても、五分で終わらせてしまう医師がいるのもたしかである。

開業しようする人の場合、技量の個人差はあっても、金銭に対するモチベーションという点では共通しているのではないだろうか。

もちろん、経営のかじ取りは自身の責任であるし、ほぼ毎日外来診療に明け暮れるのも大変だろう。だが、金銭的メリットはそれを上回ると多くの開業医はいう。

私が知る限りでも、勤務医としての激務に「もう疲れた。少し楽をしたい」と開業医に転じた人は少なくない。「そろそろお金が欲しい」というのも偽らざる心境だろう。ただ、「地域医療、地域ケアをしたい」と言って病院を辞めていった人間が、すでにクリニックが林立する銀座や青山に開業したがるのを見ると、「どこが地域のため？」と笑ってしまうが。

このように開業したがる医師が後を絶たない精神科だが、クリニックの医師を含め、開業医たちにとって、いま頭の痛い問題が持ち上がっている。そもそも、過重負担から退職者が増えている勤務医は、時間的・金銭的アドバンテージの多い開業医に対し、不公平だという感覚をもっている。それに加え、常に医療費削減を狙っている厚生労働省が「駅前診療所」とも呼ばれる開業医たちの高い利益率に目をつけ、「精神科の再診費用は高すぎる」と問題視しはじめたのだ。

ターゲットにされているのは、精神療法による再診である。精神科医による診察は、正確には「通院精神療法」と呼ばれる。この場合、一人の患者を診察すると、再診なら時間にかかわらず一回の診療につき約三〇〇〇〜四〇〇〇円程度つく。

具体的には、精神科医は患者と話をするだけで「特殊技術料」が発生する。つまり、精神科医は、患者と話をすること自体に価値が認められているのだ。ところが、他の科では、検査をしたり何か処置をしたりしなければ、それだけの点数はつかない。内科医が患者と話をして精神安定剤を出しても、それは技術料とは認められないのである。

この制度が、精神科の開業医の儲けすぎを生んでいると考えた厚労省は、この制度を見直そうと、研究班を通じて、精神科医の特殊技術料に効果がないことを証明しようとしている。

この〝優遇〟がなくなれば、一気に売り上げが減って赤字経営に転落してしまうかもしれない、だから見直しには応じられない、というのが開業医たちの言い分である。

結局、厚労省では、診療時間が短い場合には、この療法の点数を引き下げる方針を示したものの、長時間の診察は正当に評価するので、技術料を一律にカットするわけではないと主張している。だが、それはあくまで建前で、医療費を増額するためにわざわざそんな研究など行なわないことは明白だろう。

実際、再診の平均時間は一〇分前後であり、当然これを長時間とはみなさないだろうから、いずれ段階的に減額され、場合によっては「精神医療管理料」などと名前を変えて大幅に減額をするのでは、という指摘もある。

いまでさえ、あいさつ程度の話しかせずに、特殊技術料を取っている医師がいる。そういう医者の話を、私は何人もの患者から聞いたことがある。それが、診療点数が減額されるとなれば、薄利多売を狙う医師は、患者数を稼ぐために平均診察時間をますます短くするだろう。そのツケが患者に回ることは明らかである。

精神科も足りない

一部の心ない人間を除けば、精神科医を筆頭に精神医療現場のスタッフは、目が回るほどの忙しさで働いている。

それほど忙しいにもかかわらず、日本には精神科がまだ足りないのだ。

こう書くと、疑問をもつ読者がいるだろう。日本の精神科病院とベッドの数は世界でも群を抜いていると書いたばかりだからだ。

そのため正確に言い換えると、「いまある病院やベッドが有効に使われているとは言い難いうえ、必要なところには精神科が足りない」ということになる。

患者を入院させて、一般的な医療を行なう地域を指すものとして、「二次医療圏」という概念がある。わかりやすくいえば、「この病院は、この地域の入院患者をカバーすべし」という計画のようなものである。

その二次医療圏についてみると、総合病院の精神科がゼロの地域が、日本全国で三七パーセントもある。つまり、日本の三分の一以上の地域には、精神疾患の患者が入院できる総合病院はなく、入院するなら遠くの病院まで行かなければならないのだ。

県ごとの格差も深刻だ。

一九九九年のデータによると、人口一万人当たりの精神科の入院患者数は全国平均で三一人だが、都道府県別に見ると大きな格差があることがわかる。人口一万人当たりの入院患者数が最も多いのは、五四・三人の鹿児島県、次いで五一・九人の長崎県、逆に最も少ないのは、一六・五人の滋賀県、次いで一七・〇人の神奈川県である。

じつに三倍もの開きがある。どうしてこんなに格差があるのか？

それは、やはり病院の数に起因している。

病院の分布を見ると、日本は「西高東低」である。西日本のほうが病院は多く存在していて医師も多く、医療費も多くかかっている。

その理由は大学医学部の数の違いである。まず府県数が多く、四国や中国には一県に一つずつ医学部のある大学がある。九州にしても、沖縄を含めた八県に一つずつ医学部のある国立大学があり、プラス三つの私立大学に医学部がある。北海道と同じくらいの面積の地域に、計一一の大学医学部があるのだ。

それに対して北海道では、北大と旭川医大、札幌医大の三つの大学にしか医学部はない。当然、医師も少ないうえに、その医師も札幌など大都市に一極集中している。医療過疎が深刻な北海道でも、とりわけ精神科では危機的状況にあるといえる。これは知人の精神科医から聞いたのだが、興奮して暴れている精神疾患の娘を、父親が三時間近くかけて車で精神科病院に連れていったところ、到着したときには娘がドライブに疲れてぐっすり眠っていたため、また三時間かけて家に戻ったという笑えない話もある。

総合病院に精神科を

精神科医が不足し、精神科のベッドにしても、本来、治療が必要な患者に使われていないのが日本の精神医療の現状である。

だが、今後、精神科に対するニーズがますます高まるのは間違いなく、質量ともにアップさせることが欠かせない。

たとえば、がん患者というのは、うつ病を併発することが多い。医療ジャーナリストの松沢実氏が『日刊ゲンダイ』紙（二〇〇七年八月二一日付）に発表したレポートのなかで、国立がんセンター東病院の内富庸介部長は、以下のように話している。「初発のがん告知を受けたがん患者さんの13～14％は日常生活に支障をきたす適応障害に陥り、4～5％がうつ病と診断されます」。

ただ、初発の場合は、まだ頑張ろうという気力がある。これが、二度目になると、うつの併発率は一気に上がるという。「再発時の告知では35％が適応障害、7％がうつ病を発病」する（前掲の内富部長）。さらに、末期がん患者になると、半分以上が一度は重度のうつ病になるといわれている。

こうした患者への対応は、米国に見習うべきところがあるようだ。「米国では中等度以上の落ち込みと判断したら、専門の精神科医や臨床心理士が治療と精神的サポートにあたります。その結果、がん患者は抑うつ状態から早期に脱し、前向きに生きられるようになります」（前掲の内富部長）。

このように、欧米では、がん患者には最初からメンタルにもチーム医療が行なわれるのに対し、日本では例外的な病院を除けば、まだまだ不十分なのが現状といっていい。がんの場合、患者だけでなく、家族に対する心のケアも欠かせないのだが、日本ではまったくといっていいほど行なわれないため、結果として、患者本人のうつ病も慢性化しがちな傾向にあるのだ。

同様に、ターミナルケアにおいても、精神科医やカウンセラーの役割は重要である。痛みや不安を緩和したり、疼痛をコントロールしたりするなど、患者への心理的サポートが欠かせないからだ。

また、今後、高齢化が進むだけでも、精神科医の出番は増える。なぜか？

そもそも、日本人の一〇〇人に一人は統合失調症患者だといわれるが、高齢者になるとその比率はさらに高まると考えられている。統合失調症の場合、食生活も乱れがちで、生活習慣病にもなりやすい。つまり、今後は、統合失調症と身体疾患を併発する高齢者がいままで以上に多くなり、入院するケースも増えるはずなのだ。

さらに今後、国内でも増加が予想される遺伝子治療などの高度先進医療でも、患者のメンタルケアが重要になってくる。たとえば、白血病治療などで無菌室に入れられた患者には、うつ病になる人がかなり多い。それは、孤独感がいちばんの要因であろう。

そうした場面では、患者だけでなく、治療に関わるスタッフも燃え尽きてしまうことがあり、やはりここでも精神科医やカウンセラーによるサポートが不可欠になる。

精神科医を増やすことに加え、総合病院のなかに精神科を設けることも重要な意味をもつ。

いま、日本には総合病院が約一二〇〇施設ある。そのなかで、精神科医を有する割合はおよそ半分。だが、そのうちのおよそ六〇パーセントは外来があるだけで、精神科の入院設備も備えているのは、総合病院全体の二割程度にすぎない。つまり、総合病院といいながら、その八割は精神科のベッドがないのだ。

精神科病床がある病院にしても、全体で一〇〇床以上の大きな病院が多く、小さな総合病院には精神科病床はまずない。

しかも精神科の病床全体のなかで、総合病院のベッドが占める割合は、二〇〇一年の時点でわずか六・六パーセント。残りの九三・四パーセントは単科病院なのである。

なぜ、単科の精神科病院ではなく、総合病院のなかの精神科を増やす必要があるのか？

総合病院のなかに精神科を設ける最大のメリットは、患者が全身をトータルで診てもらうことができることである。

たとえば、不定愁訴で内科にかかったとする。そこで、体の異常ではないとわかれば、内科の医師は、「メンタルの問題ではないか？」と、すぐに精神科医と連携がとれる。現にうつ病の場合には症状が身体に出ることも多い。

そういう患者が総合病院にかかれば、早期発見、早期治療につながるため、回復も早くなる可能性がある。

たとえば、うつ病の場合であっても、原因が脳腫瘍やホルモン異常などの器質疾患にあることも少なくないため、初診はクリニックではなく、まず総合病院に行くべきである。そこでCTや脳波、MRI、採血などをしてもらって異常がなければ、精神科に行くというのが、踏むべき正しい手順である。

また、精神科医が内科や外科の治療者たちに対して、メンタル面でのアドバイスをする「リエゾン・コンサルテーション」ができるのも、総合病院に精神科を置くメリットである。精神的に苦しんでいる患者がいれば相談相手になれるし、眠れない患者がいれば、「この睡眠薬を飲むといいですよ」とアドバイスできる。

ケガからのリハビリテーションの途中でも、患者がうつ病の症状を見せることがある。リハビリ自体つらいうえに、なかなか回復しないと、「こんなに一生懸命やっているのに、どうしてよくならないんだ！」と報われない気持ちが強くなるのだ。精神科医がいれば、そうした患者のケアも行き届くだろう。

また、体の疾患の手術後には、「せん妄」といって幻覚や興奮状態が出ることがとても多い。高齢者はとくにその確率が高く、六五歳以上の入院患者の三〇～四〇パーセントはせん妄を起こすといわれる。

患者がせん妄を起こしたとき、せん妄に関する知識に乏しい外科医などは、きつい睡眠薬などを使ってしまいがちである。すると、その副作用で誤嚥性の肺炎になってしまったり、ふらつきがひどくなって転び、骨折したりしてしまうケースもあるのだ。だが、精神科医がいれば、専門的な治療によって症状を抑えられる可能性が高い。

同様に、高齢者の認知症も増えるはずで、そうなれば、ますます精神科医の出番も増える。このように、一般医療の質を高めるという点からも、リエゾン・コンサルテーションは重要である。

ただし、精神科を設ける際には、入院設備が欠かせない。入院設備がないと、精神科医は中途半端にしか患者に対応できないからだ。

入院設備がないと、治療は必然的に外来だけになる。医師の勤務形態にしても、常勤である必要はないという考えから、人件費を節約するために週に一～二日だけ他の病院からやってきて診る、という患者にとっては心許ないものになってしまう。

また、初診の人にとっても、総合病院のなかに精神科があれば、周囲の目を気にせずにかかれるし、入院もしやすい。

たとえば、仕事が忙しくてうつ病になり、入院による治療が必要になったとする。その際、いきなり精神科病院の六人部屋に紹介入院しろと言われるよりは、総合病院で身体の病気がないかをチェックしてもらいながら、うつ病の入院治療をするほうが、患者にかかるストレスは少なくて済むはずである。

精神科医は「死にたい気持ち」への対処に慣れている

総合病院において精神科医が真価を発揮するのが、診療科を問わず、患者のうつがひどくなって、「死にたい」という気持ちが出たときの対処である。

うつ症状が軽ければ、内科医や外科医でも何とか対処できるかもしれないが、重くなれば自殺未遂を起こすこともある。そうなると、精神科のない病院では、「ウチの病院ではもう診られないから、退院してほしい」と患者に退院を迫る。現実にはそういう患者が紹介されて来ることはよくある。

あるいは、精神疾患のある人が、別の身体の病気で病院にかかろうとする場合、精神科のない病院は、「当院では、精神疾患のある患者は診ません」と、入院だけでなく外来での診察まで受け入れを拒否することも多い。

たとえば、統合失調症の患者が糖尿病を併発した場合、人工透析が必要になることもあるが、透析中に暴れたりすれば、針が抜けて大量出血を起こし、生命が危険にさらされかねない。そういう患者を一度受け入れると、糖尿病が悪化してしまえば転院させられないし、院内に精神科がなければそこに移すこともできない。そのため、内科医のなかには、「統合失調症の患者には人工透析はしない」と言い張る人も少なくないのだ。

私も以前、精神症状が不安定でスタッフに暴力をふるう統合失調症の患者の家族から透析をしてほしいと言われて内科医が拒否し、より男性スタッフも充実した施設への転院をすすめたところ、家族から「精神障害者を差別するのか！」とクレームをつけられ、対応に苦慮した経験がある。それは、精神障害の患者だからやらないのではなく、暴れて針でも抜けたら一大事だからである。アメリカのガイドラインでも「安全を確保できなければ、透析はすべきではない」と定められている。

手術にしてもそうで、精神科がない病院の場合、術後の安静を保てないような患者は、最初から手術をやらないだろう。その点、精神科があれば、いざというときには術後の管理を精神科医に相談することができる。そうなれば、内科にしても外科にしてもゆとりをもって治療ができる。これがあるかないかの差は大きいはずである。

そもそも、内科や外科の医師は患者の自殺に慣れていない。自殺念慮（自殺したい気持ち）のある患者をどう扱っていいかわからず、対応が後手に回って首でも吊られてしまえば後味が悪い。「なぜ、適切に対処しなかったのか」と、管理責任も問われる。それに、病気で死なれるのもつらいが、自殺は未遂であっても精神的ショックはまた大きいものである。それに対して、精神科医（真っ当な、という条件付きだが）は、患者が死にたいと訴えたときの対応に慣れている。

自殺への対処という点では、救急における精神科の役割も今後はより重要になるはずである。

いま、救命センターに運び込まれる新規患者のうち、一～三割はメンタルの問題が原因だといわれる。多いのはリストカットや睡眠薬のまとめ飲みによる自殺未遂だが、じつは、救急の医師にとっては、傷を縫ったり、胃を洗浄したりするのはそれほど大した処置ではない。もっとも、これで命を落としてしまう患者もいるので注意は十分必要だが。

ただ、救急全体の効率からすると、こうした患者に一割も労力を割くべきではないという考え方もある。なぜなら、睡眠薬をまとめ飲みして、ＩＣＵを一日使ってしまう患者がいるために、本来ＩＣＵでの治療が必要な他の患者や負傷者が使えないという事態が生じるからである。そのため、自殺を図って救急に運ばれて来た人を、たんに処置をして返すのではなく、精神科医がケアに関わることで、自傷行為の再発を減らせることができるのではないかといわれていて、日本でも精神科医を中心とした自殺予防介入の研究に期待が集まっている。

しかし、このようにますますニーズが高まる総合病院だが、診療報酬上の評価が低いため、精神科病床は削減傾向にある。二〇〇四年の調査でも、前年にくらべてたった一年で、大学病院の四二・九パーセント、一般病院の二一・四パーセントで、精神科医が減少している。今後もこの傾向が続くことが懸念される。

第3章　多様化する精神科へのニーズ

精神科にも求められる機能分化

精神科医と聞くと、心の問題に関することは何でも知っていると考える人は多いかもしれない。たしかに、精神科医というのは、いまだに未解明の部分も多い心の問題を、何もかも理解しているかのように振る舞うのも職業柄必要とされるところがあるためか、一般の人が精神科医に過剰な期待を抱く傾向があるように思う。

だが、いま精神科にやってくる患者の症状を見ると、たんなる典型的な精神疾患だけでなく、身体合併症を伴った精神疾患や子どもの思春期・学校問題、小児虐待、介護疲れなどじつに多岐にわたり、精神科へのニーズはどんどん多様化している。従来のように、一人の精神科医（または従来のタイプの精神科病院）が、こうしたニーズにきめ細かく応えていくのは難しいのだ。

そのため、専門センターの設置など、内科や外科などで積極的に進められている治療機関の機能分化が、精神科でも重要になる。

たとえば依存症の治療というのは、総合病院の精神病棟で行なっても効果は期待できないといわれる。なぜなら、アルコール依存症の場合、患者が病院を脱け出して、医師の見えない場所で飲んでしまうことがあるからだ。こうした患者は、他の患者にも悪影響を与える。求められてもいないのに無理に勧めたり、「気分がよくなるよ」と甘い言葉で誘ったりするのである。そうした依存症の患者は、体の病気と違って、より厳格に指導、ときには管理する必要がある。それに、そうした病気を治すには、患者の依存的な性格から見直さなければならず、そのためには特別な治療が求められる。その意味では、やはり依存症専門の治療プログラムとそれが可能な専門病棟があることが望ましい。

だが、現状では、アルコール治療病棟などの薬物依存治療病棟や認知症病棟がわずかにあるだけで、いまだに「うつ病専門病院」などもない。この点でも日本は、うつ病以外にもさまざまな治療専門センターがある欧米に大きく遅れをとってしまっている。

日本の精神科で機能分化が進展しないのは、行政のイニシアチブにも問題がある。その一例が、法を犯した精神障害者の治療を行なうための触法患者対策である。

これまで、触法患者専用の病棟をつくろうという動きはあったが、そのたびに法務省と厚労省とのあいだで意見が対立し、結論を出せないできた。計画が持ち上がっても、そのたびに地域住民による反対運動が起こって頓挫したという事情もある。だが、最近になって、経営難に陥っている国立病院機構の地方病院の存続を交換条件とするかのように、触法病棟の整備が急ピッチで進んでいる。もっとも、触法患者を治療しようという肝心の精神科医はまだまだ少なく、国にとってはそこが頭の痛いところでもある。

また、病院個々のレベルでも、日本の精神科は私立が中心なため、利益が見込めない専門病院はつくりたがらないという事情もある。だが、精神科に求められるニーズが多様化しているいま、そうした状況が続けば、スタッフにも負担がかかり、いつか燃え尽きてしまう。そのため、やはり精神科でも機能分化を進めなくてはならない。

では、どんなものが必要なのか？

一つは、精神障害の急性期治療。これは、興奮したり、幻覚を見たりして暴れている患者を対象にした専門的な治療である。ほかにも、社会復帰や慢性療養（退院できそうにない患者向け）、老年期精神障害者、児童思春期と、年齢や症状ごとに病棟を分けることが考えられる。

そうした機能分化を進めていくことが、治療効率を高めることになり、結果的には医療費の節約にもつながるはずなのである。

精神科のベッドは減っていない!?

一九九六年にスタートした「障害者プラン――ノーマライゼーション七カ年戦略」。これは、入院患者を地域精神医療（八三ページ参照）の手にゆだね、病院の精神科病床を減らすことが目的である。また、二〇〇一年の医療法の改正により、精神科では医師、看護師ともに、それまでよりも人員を増やすことが定められた。

ところが、この改正にはカラクリがあった。精神科の診療費の体系は従来のまま、すなわち一般科の半分に据え置いたのだ。医療報酬を無視した基準見直しは、精神科のベッドを減らせという圧力になり、せっかく基準を見直したにもかかわらず、逆に診療機能は下がってしまうのだ。

たとえば、閉院が決まったある民間の病院から、「もう、ウチでは診られない」とばかりに患者に片道切符の紹介状をもたせて来られても、紹介された病院も「こちらでも手に負えませんので、何とかしてください」と答えるしかない。それが現状なのである。

医療現場のスタッフは忙殺され、地方では精神科にかかれずに苦しんでいる患者やその家族がいるにもかかわらず、なぜ国は精神科のベッドを減らそうとするのか。

その理由は、精神科で使われている医療費の削減に尽きる。

一九六四年三月、当時のライシャワー駐日アメリカ大使が、統合失調症の少年にナイフで刺され負傷するという事件が起こった。この事件をきっかけに、翌年、精神衛生法が一部改正された。そうして一九六〇年代から七〇年代にかけて、日本では閉鎖病棟が急増していったのだ。

日本の精神医学と精神医療の草分けといわれ、東京帝国大学教授を務めた呉秀三は、日本の精神障害者について「わが国十何万の精神病者はこの病を受けたるの不幸のほかに、この国に生まれたるの不幸を重ぬるものというべし」という言葉を残している。二〇世紀初頭の時点で、すでにヨーロッパでは患者を拘束せず、作業療法という考え方も生まれていたのに対し、日本では、隔離・拘束が当たり前だった。そうしたギャップを、ヨーロッパを視察して知った呉が、日本の精神障害患者に同情したのだ。

そうした隔離主義の名残はいまも日本に見ることができる。

厚生労働省の「平成一七年医療施設（静態・動態）調査・病院報告」によると、二〇〇五年、日本の精神科の入院患者の平均在院日数は「三二七・二日」である。これは一般病床が「一九・八日」、療養病床でさえ「一七二・八日」であるのにくらべ異常に長い。ちなみに、他の先進諸国の精神科の平均在院日数は、数日から長くても数十日である。

なぜ日本の精神科の平均在院日数が極端に長いかというと、長期入院患者の比率が高いからである。現在、二〇〇万人以上といわれる日本の精神障害者のうち入院患者は約三五万人だが、そのじつに半数近くが五年以上入院している「長期入院患者」なのだ。

長期入院患者の大部分は中高年で、彼らの多くは、いわゆる「社会的入院」を続けている。たとえば、患者のなかには、私が生まれるずっと前から入院している人もいる。医師にしてみれば、それはとても不思議な感覚である。彼らにとって、病院は、治療の場所であると同時に居住の場所にもなっているのだ。

そういう患者の場合、医療機関は急な社会復帰が必ずしも本人のためにならないと考えていることが多い。

それほど長期で入院している理由は、支えてくれる家族が高齢化したり、みんな亡くなっていたり、経済的な理由で引き取る余裕がないなどというもので、精神症状がいくつも重なっている場合も退院は困難になる。当然、高齢者も多く、そういう患者を社会に送り出しても、一人で生きていくことが難しいのは明らかだ。

そのため、患者が快適に入院生活を送れるようにいろいろ工夫はするものの、統合失調症などの症状が重い場合、病院で看取らざるをえないのが現状なのだ。

実際、精神科病院のなかには、もともと「保養院」という名前でつくられ、行き所のない精神障害患者を引き受けて住まわせようという概念からスタートしているところもある。

二〇〇〇年の日本の国民総医療費を見ても、精神科の医療費のうち、入院医療費は七八・一パーセントを占めている。その最大原因である統合失調症患者の入院の慢性化に歯止めをかけようと、厚労省がつくったのが、それまでの精神科病院を中心とする医療から地域による保健福祉にシフトする「精神科保険福祉総合計画」であり、冒頭の障害者プランである。

だが、この計画は根拠が弱いといわざるをえない。なぜなら、まず先ほどの総医療費のうち、精神科に使われているのはわずか五・一パーセントにすぎないからだ。これは、他の診療科にくらべてきわめて低いと批判が多い。

精神疾患は、身体疾患を併発することが多く、精神疾患を治療すれば、体の病気にかかる医療費を下げることができるだろうと指摘されているにもかかわらず、国は精神医療を充実させようとせず、いまでさえ少ない医療費をさらに削ろうとしているのである。

障害者プランにしても、厚労省による無責任な政策であるといってよい。二〇年、三〇年と精神科病院で無為自閉な生活を送らされてきた人に、いきなり社会復帰しろといっても無理なのに、その無理を通して退院させる。そして、何か起きたときには、精神科救急で対応すればいいと考えているのだ。

だが、出られない精神障害患者を無理やり退院させるとどうなるか？　そのモデルケースが、じつはアメリカにある。

一九六〇年代、アメリカは精神科病院の数を一気に一〇分の一近くに減らした。だが、ろくに受け皿もつくらなかったために、ほとんどの患者が治療に必要な薬が飲めず、精神療法やリハビリテーション治療も受けられない状態で暮らすことになった。その結果、患者の多くがホームレス化したのである。

そういう患者の場合、自分が病気であることを否認する。そのため、精神障害者の犯罪率が高くなり、多くの精神障害者が刑務所に収容され、患者は刑務所と地域を往復することになった。現在、アメリカのホームレスの三分の一は精神障害者だといわれる。

アメリカにくらべ、社会復帰政策が成功したといわれているイギリスも同様である。オイルショックのあおりやサッチャー政権による社会福祉への予算締め付けによって、地域ケア計画が遅れていたにもかかわらず、精神科病床の削減だけは計画どおり継続されたおかげで、精神障害者のホームレス化は避けられなかった。

また、日本では一般人口と変わらない患者の寿命も、アメリカでは、平均寿命の七五歳に対し、精神障害者は五八歳と一七歳も短命である。ちなみに、アメリカのロチェスター病院という有名な病院の医師の報告によると、薬物依存症を含む精神障害者の死亡率が世界でいちばん低いのが、この日本なのである。

次のデータを見てほしい。

全国精神障害者家族連合会（一九九五年）
社会資源が整備されれば退院可能な一年以上の入院者　三九・七パーセント
日本精神神経学会（一九九九年）
条件が整えば六カ月以内に退院可能な二年以上の入院者　三二・五パーセント
文部省科学研究（一九九九年）
入院一年以上の患者のうち退院可能群　五〇・五パーセント

これは、各団体が算出している、社会に受け皿があれば退院できる精神障害者の数である。厚生労働省も、「七万二〇〇〇人の患者が社会復帰可能」と、退院促進を声高に叫んでいる。

だが一方では、厚労省は財政難を理由に、社会復帰施設の建設補助金を出し渋っている。つまり、病院を減らし、ベッドの数を削ろうとしているにもかかわらず、受け皿になるはずの福祉施設に金をかけようとしないのだ。ここに、厚労省の矛盾と罪がある。まず病床数の削減ありきなのであって、入院医療費を削ることを最大の目標にしているのである。

こうした失政の結果、障害者プランのスタートから一〇年以上経ったいまも、精神科のベッドはほとんど減らせず、長期入院患者の滞留も改善されないままである。

そうした患者を社会復帰させるには、社会復帰施設だけでなく、デイケアや訪問看護、病状悪化時の救急診療体制といった仕組みも早急に整備しなくてはならない。数値で目標を定めるなら、病床削減数などだけではなく、そうした施設やサービスの数を掲げるべきなのだ。

進まない地域の受け皿づくり

国民のあいだに議論もコンセンサスもないままに、精神障害患者のケアを地域に丸投げしようという国の政策はたしかに拙速である。だが、政策が動き出している以上、地域の受け入れ体制を一刻も早く整えなくてはならない。

たしかに、日本にも、精神障害者が社会に復帰するための施設は存在している。

その一つが生活訓練施設、いわゆる「援護寮」である。ここでは、患者たちが集団生活を送っていて、専門職である寮母のサポートを受けながら、料理や洗濯などを学び、一人暮らしができるようにトレーニングする。

「福祉ホーム」もその一つで、ここにはアパートなどで一人暮らしをするのは無理としても、自立に近づいている患者が集まる。ここは、援護寮よりもサポートの度合いが低く、生活形態も一人暮らしに近いのが特徴である。

そして「通所授産施設」は、文字どおり自宅から通って働く場所である。家の中だけにいると症状が再発してしまうことも多いため、患者はそれを防ぐ目的で働き、賃金を得ることができる（そこで寝起きして働く「入所授産施設」もある）。

だが、日本にはそうした「居住福祉施設」と呼ばれる施設が、絶対的に不足しているのである。厚労省による「社会福祉施設等調査」の一九九九年のデータを見ると、生活訓練施設の定員は、日本全体で三七三九人。他の施設を見ても、福祉ホームが一一二三人、通所授産施設が三四二五人、入所授産施設が五七四人、福祉工場が二五六人と、すべての施設の定員を合計しても九一一七人にしかならない。

一方、およそ三五万人といわれる精神科の入院患者のうち、少なくとも二〇パーセントは、前項で触れた、社会に受け皿があれば退院できる「社会的入院」を続けている患者だと考えられている。これを人数にすれば約七万人（厚労省は七万二〇〇〇人と算出）になる。つまり、退院しても施設に受け入れてもらえる患者はわずか一三パーセントにすぎず（しかも、多くの施設ではすでに定員に達しているであろう）、それにあぶれたほとんどの精神障害者は、入院を続けざるをえないのが現実なのである。

また、社会復帰のためのプログラムも早急につくる必要がある。

日本には、うつ病患者が職場復帰するためのプログラムというのがない。そのため、ニートの延長でひきこもった末に行き詰まってうつ病になったような社会的能力が低く、トレーニングが必要な若い患者も、バリバリ働いた挙句に過労でうつ病になった本来は高い社会性をもち、休養していればよくなるようなビジネスマンの患者も、非効率的なことに同じ施設で、同じ治療を受けている。

だが、実際に職場に復帰すれば、当然、事務作業をしたり、パソコンを操作したりしなくてはならない。じつは、リハビリの一環でそうした作業をするのは、症状を早く回復させるうえでも有効であることがわかっているのだが、こういうことが日本ではまったくといっていいほど行なわれていない。そのために、うつ病が長引いてしまっているともいえる。

また、患者を社会復帰させるためには、運動療法などもとても高い効果をもつことがわかっているが（二一一ページ参照）、これもただ運動しろと言ったところで、患者はどうしていいかわからず、ときにオーバーペースになってしまう。治療効果を上げるには、やはりプログラムに基づいて、専門家のきちんとした指導のもと運動することが大切である。

そして、すでに触れたように、精神疾患への偏見も含めた市民たちの反対意見も、受け皿づくりの障害になっている。原発や米軍基地と同様に、日本人にはとくに強いといわれる「総論賛成、各論反対スピリット」があるのだ。つまり、「福祉施設はつくるべきだ。ただし、自分の家の近所以外で」と。

私も実際に目にしたことがあるが、軽度認知症老人の住居施設をつくるというだけで、地域住民の反対姿勢にはすさまじいものがある。それは正直な心情ではあるのだが、必要なものはやはりつくらなければならない。

たとえば統合失調症患者は、世界のどの国でも人口の一パーセントは存在するといわれる。そのため、そういう患者をどうすべきかという問題も、コミュニティには一定の割合で確実に存在する。つまり、だれもが無関係ではいられないし、無関心を決め込んで先送りしていれば、なんらかの形でしっぺ返しが来るリスクもあるのだ。

子どもの心がわかる医者がいない

虐待、学級崩壊、不登校、いじめと、子どもたちにとって悩みの種は尽きない。そのため、心の病気で受診する小中高生も増えている。

最も多いのはうつ病だが、厄介なのは、子どもは、うつの症状が典型的でないということである。まだ言語能力が発達していない子どもの場合は、うつの症状を訴えることさえ難しい。

拒食症やアスペルガー障害などの発達障害も、近年、子どもに増えている精神障害である。だが、日本には、それらの病気になった子どもがかかれる精神科、心療内科がほとんどない。なぜなのか？

子どもの精神疾患には、特別な治療が必要なのだが、それができるスペシャリストがほとんどいないからだ。

たとえば発達障害の一つであるアスペルガー障害は、治療者側も大変なエネルギーを使う障害だが、医療機関で診察を受けるまでには、予約待ちでいっぱいなところが多い。それもやはり、この症状に詳しい医者が少ないという事情による。

子どもの精神疾患は、未解明の部分も多いため、研究材料にしようと診断自体はさかんに行なわれている。だが、診断したのはいいが、治療やリハビリ、トレーニングの仕組みが整備されていないと指摘されている。

厚生労働省も、子どもの精神医療の不備については問題視しているが、医療機関の数は増えていない。その理由は、小児科自体が減っているのと同じである。

まず、少子化で、小児科自体お金にならない。それに、大人と同じ、あるいはそれ以上に手間がかかる割には、使う薬の量も少ない。

二〇〇五年に全国約一万カ所の保育園と公立小・中学校を対象に行なったアンケート調査によると、子どもの心の診療に関わってほしいと望まれる一般の小児科医の数はおよそ一万二〇〇〇人、精神科医は五〇〇〇人で、両者合計で一万七〇〇〇人程度が日本全国で必要だろうといわれている（厚生労働科学研究「子どもの心の診療に携わる専門的人材の育成に関する研究」）。

それに対して、現在、子どもの診療を定期的に行なっている小児科医、精神科医は、多くても一五〇〇人。つまり、理想とされる数の一〇分の一以下しかいないのだ。

さらに、人材養成も現状では心許ない。

大学での講義のうち、子どもの精神疾患に関する授業は、全精神科の講義のなかでも在学期間を通じてせいぜい一回から三回。七割近くの大学は一回しかない。しかも、授業を受けただけで勉強は終わりである。

その理由の一つは、教えられる人材がいないからであり、学生は実習もできない。また、現実には需要が高まっているにもかかわらず、医師国家試験の出題基準で、子どものメンタルに関する問題は全体の一パーセントしかない。

子どもが抱える問題や病気は、幼年期から思春期、青年期と、じつに多岐にわたる。もちろん、大変なのは子ども本人だが、育ちざかりの子どもを相手にする治療者の負担も小さくない。やはり、子どもの心をわかっている小児科や精神科が必要であり、両者の協力が欠かせないのだ。

また、入院施設に関しても、子ども専用の精神科病棟はぜひもっと多くつくるべきである。精神科病棟であっても、大人の患者と一緒にいては、やはり治療は難しいからだ。そもそも、話し相手になれる者がいない。大人と楽しそうにしゃべってはいても、実際にはかなり神経を使っている。体の治療ならまだしも、これはメンタルの治療にはマイナスである。

このように、日本の子どもの精神医療は明らかに立ち遅れている。人材の育成や施設の整備をはじめ、早急に取り組むべき課題は多い。

高齢者の自殺が無視されている

二〇〇七年、国は、初めて「自殺対策白書」をまとめた。

それによると、日本の自殺者数は一九九八年以来、九年連続で三万人を突破。その対策として、二〇一六年までにその数を二〇〇五年にくらべ二割以上減らすことを目標に、四六項目の重点施策が発表された。

白書のなかで強調されているのが、高齢者の自殺率の高さである。一九二六年から四〇年までに生まれ、戦前・戦中に幼年期・思春期を過ごした世代の自殺率は、他の世代にくらべて高く、「高齢者の自殺がこれまで以上に深刻な問題となる恐れがある」と警告している。

高齢者の自殺の原因は、難病や老々介護を苦にしたものが圧倒的に多い。介護を苦にした心中などはときどきニュースなどで耳にするが、実際にはもっと多いだろう。とくに地方では、かなり以前から高齢者の自殺が多く、その原因も、病気などを苦にしたものがずっと一位である。

ＷＨＯの統計（一九九八年）を見ても、全世界の自殺者のうち、人口一〇万人当たりの七五歳以上の男性の数は五五・七人と、他の年齢層よりも突出して高い。

だが、これまでは高齢者の自殺はないがしろにされてきたといっていい。増加率という点では、「ミドルエイジ・クライシス（中年の危機）」という言葉もあるように、四〇、五〇歳代の自殺率のほうが高い傾向があるからだ。

これは実際にあったケースだが、五〇代の中小企業経営者が自殺し、残された家族や従業員は相当なショックを受けた。とくに家族は、大黒柱の父親を失ったことで、連鎖的にうつ病になってしまった。

だが、うつ病でダウンしていた人も、治療すれば死にたい気持ちが消え、また働けるようになる。回復すれば医療費や医療保険を払う側に回るともいえるし、医療経済の見地からも、まだこれから稼げるはずの中高年をいかに救い、蘇らせるかに資源を投資するのは有効だと考えることはできる。

それに対して、高齢者の生産性は高いとはいえない。

高齢のうつ病患者に抗うつ薬を投与したところで、元気になったあとに期待される経済効果はたかが知れているのではないか？　そんな患者が何万人もいっぺんに抗うつ薬を飲み出したら、それこそ医療費は一気に増えてしまうのではないか？　究極的には、「医療費がかさむだけの年寄りを、治療する価値があるのか？」といった生臭い議論が、公衆衛生や医療経済の専門家のなかではなされているのである。本当に切ないことだが、これが現実である。

じつは、高齢者の認知症の治療に関する研究費は少なくない。認知症やその随伴症状が抑止できれば、高齢化社会にあっても医療福祉にかかる経費を軽減できる可能性があるからだ。

その反面、高齢者の自殺抑止に関する研究はあまりなされていない。何より、研究にかかる予算が国から下りにくい。その話を、ある著名な研究者から聞かされたときには、私は大きなショックを受けた。

自殺する高齢者のなかには、一生懸命働き第二の人生を送っている半ばに、やむをえず命を絶つ人もいるだろう。そういう最期はあまりにも悲しいし、そうした状況を改善しようとしない国の姿勢が本当なのだとすればここには憤りを感じる。

冒頭の白書では、相談体制の充実や介護者への支援など、高齢者の自殺抑止の対策を打ち出している。そうした対策が実を結び、一人でも高齢者の自殺者が減ることを期待すると同時に、精神医療界も、目先の医療費削減だけでなく、自殺抑止の研究や対策に本腰を入れて取り組まなければならない。

第4章 教えてもらえない精神科医

――精神科医の育成システムがない

丸腰で前線に送られる研修医

精神科医の数が絶対的に足りないという話はすでに述べた。それは、最後には患者にしわ寄せがいくのだが、そこに至るまでの過程でも弊害が生じる。その最たるものが、人材が育たないということである。

総合病院における精神科医というのはトラブルシューティングの用心棒のような存在で、採算部門ではありえない。それでも精神科がないと、総合病院としてのクオリティが下がるため、赤字覚悟で置いてあるというのが実情である。

そういう病院では、精神科医による研修医への指導も十分ではなく、知識・経験ともに不足しがちである。

そもそも、精神科では他の診療科とくらべて、体系的な教育の仕組みがほとんどないといっていい。あったとしても、大学病院によってバラバラだと断言していいだろう。

大学の医学部にしても、精神科の授業は一応あるものの、試験を受けるだけで、だれも授業には出ない。よほど出席確認が厳しい大学でないかぎり、いわゆる「楽勝科目」であり、精神科に関心のあるやや変わった一握りの学生だけが、先生の話を聞き、あとは友人のノートを借りて読むなどして直前にテスト勉強する。それが私の印象である。

私自身、研修医になればさすがにきちんとした指導を受けられると思っていたが、実際は違った。私の場合、一年間大学で研修を受けたあと、「じゃあ、やってみろ」とばかりに、いきなり外来を担当させられたのだ。このプロセスは、よほど進んだ研修システムがあるところは別としても、どこも似たり寄ったりで、先輩医師の見様見まねでいきなり臨床をさせられることが多い。

私の知人などは、大学病院で二カ月間精神科のトレーニングを受けただけで、三カ月目から公立病院で普通に外来を担当させられた。本人は、「訓練兵を丸腰で前線に送った」と文句を言っていた。なかには一年ほど指導員がついて、患者に巻き込まれないための方法とか、人格障害の患者への対処法などを教えてくれる大学病院もあるそうだが、本当に何も教えずに新人に臨床をさせるひどいところもある。ただでさえ医師が少ないうえに、自分の治療法に自信をもっている医師も少ないため、指導どころではないのだ。

だが、新人にいきなり外来を任せるなど、他の診療科では絶対にありえない。他の診療科では、二年目、三年目の若い医者というのは、外来で自分が診療するところを上司にチェックしてもらう。それをしないと、怖くて臨床を任せられないからである。

他の科で処置を誤ったり、病気を見落としたりすれば、即、患者の死にもつながる。

手技中に命を落とせば大問題になるだけでなく、先輩医師の責任問題にもなりかねないため、熱心に指導する。だが、精神科では幸か不幸かいきなり死ぬことはそれほど多くはない。たとえ死んだとしても、その多くは自殺であるため、医療事故よりは頻度が低いためか、上司も他の診療科ほど熱心ではないという側面は否定できない。

もちろん、精神科でも上司に恵まれ、本人がやる気になれば、スーパーバイズ（三六ページ参照）を受けることはできるだろうが、多くは自習である。その後も上司からのチェックは入らない。

精神科の場合、そもそも上司に教えられるほど見識があるのかという問題に加え、同じ病気であっても症状が患者によって大きく異なるという事情もある。そのため、指導もやりだすと際限がなくなって、相当に手間がかかる。

私が思うに、先輩医師が、患者への治療が行きづまって追い詰められたところから、どう挽回するかといった生の治療そのものを新人に見せるのがいちばん実践的な指導であり、間違いなく多くのことが学べる。だが先輩にすれば、患者に「ふざけるな、このヤブ医者！」などと怒鳴られている姿は後輩に見られたくないわけで、おのずと指導もきれいごとを並べたレクチャーになってしまうのは否めないのだ。

いずれにせよ知識、経験の乏しい精神科医が臨床現場に立っているのは間違いない。

「回復は偶然」と言い放つ上司

テレビドラマなどで、医師が集まって患者の経過や治療法について意見を交換する場面を見たことがあるだろう。あれは、「ケース検討会」と呼ばれるミーティングで、精神科の医局でも行なわれる。

外科にせよ内科にせよ、患者の症状を示す客観的な写真やデータがあるため、症状が悪化すれば言い訳できない。「この数値が出ていて、なぜ君はこういう診断や治療をしたのだ」と批判されるのだ。

だが、精神科の場合は、客観的なデータは何もないため、事件でも起こさないかぎり責められることはない。上司に怒られたり、無能と思われたりしたくなければ、都合の悪い情報は上げなければいいわけで、それがまかり通ってしまうのが精神科なのだ。

ただ、客観的なデータがないということは、自分の治療法が正しかったかどうかを証明することも難しくなる。

たとえば、自分なりに治療法を工夫して、患者がよくなったとしても、上司からは「偶然だよ」「自然によくなるものなのだから」と言われる。上司は、自分では治せなかった患者を、若い医師が治したのが面白くないのだろう。だから、「そんな治療で、心の病気がよくなるはずがない。偶然にすぎない」と言うのである。

これは、私自身の体験だが、うつ病患者に抗うつ薬が効くかどうか、病院のなかで統計を取ろうとした。薬が効いている患者が多かったので、そのエビデンス（科学的根拠）を証明しようとしたのである。

だが、私の上司は、「人の心など正確に測れるはずがない」と吐き捨てるように言った。外国の精神科医たちが行なった統計で、うつ病患者一〇〇人に薬を使い、そのうちの五〇人に効いたという結果についても、「そもそも、うつ病の基準がおかしい。そんな薬に都合のいい基準だったら、五〇人ぐらいよくなるかもしれない。でも、本当の心の問題は薬では何もよくなっていないのだよ。患者の多くは、性格に問題があるのだから」と決めつけられた。まるで、精神科に科学を持ち込むなと言わんばかりの言い草である。

精神医療には、未解明の部分が多いという点で、たしかに上司の言葉には真実も含まれている。だからといって、新しい理論を頭から否定したり、知らなかったりするのを正当化することはできない。自分では治せないにもかかわらず、治した部下には、説得力も根拠もない持論を展開する。それでは、若い医師は何も言いたくなくなるだろう。

このように、科学的な裏づけにまだ乏しい精神医療では、治療者それぞれが取る治療法には、自分の人生観が強く反映する。それは、若い医師にしても、ベテランの医師にしても同じである。だから、ベテランの医師は、若い医師が新しい治療法で患者を治せば、自分の人生を否定されたように思えて、その治療を否定するし、若手は若手で、やはり自分の人生を否定されたように感じて傷つくのだ。

診断などの理論が劇的に変化しているとはいえ、精神科ほど、治療の前提となる考え方が年代ごとに異なる科は他にないだろう。

臨床経験一年で教授に

精神科の教育システムのずさんさを示す例として、こんなエピソードがある。これは、ある有名医大の精神科の医局での話である。

あるとき、その医局のトップにＹという教授が就任した。するとＹ教授は、「研修医は臨床などしなくていい。君たちは、研究者をめざせ」と宣言したのだ。

じつは、Ｙ氏自身、臨床経験が研修医時代の一年間しかなかった。そんな人物が医局のトップになったために、優秀な臨床医たちは医局を辞め、他の大学の医局にどんどん移っていった。

これだけでも異常事態だが、もっと大きな問題は、その病院には精神科外来が存在するということである。研究して成果を上げ、研究者になるならよいが、実際は研修医が経験不足のまま臨床をしているのだ。研究者として奨学金で食べているならまだしも、いい加減な臨床で収入を得ているのは大いに問題だろう。

それに、この医大には関連病院もたくさんある。医局は、そうした病院に臨床医を派遣するのが慣例であるが、臨床を軽視するY教授は、研修医に研究ばかりやらせて、病院に医師を送ることをしなくなった。当然、附属病院は人手不足になり、もともといる医師たちが苦しむことになった。まるで兵糧攻めである。当初は何とかしのいだとしても、心身への負担は増し、他の病院に異動したくてもできない。その結果、その医大の卒業生がわれ先にと根こそぎ他の大学の医局に入局してしまうという事態に陥った。

研修医は、少なくとも二年以上は臨床経験を積むのが一般的である。ところが、Y教授のように、昔のシステムで勉強した医師の場合、臨床はたった一年経験しただけで、あとは留学するか、実験室でネズミ相手の実験ばかりして教授になってしまうのだ。そして、教授になった途端、臨床システムのマネジメントのトップに座ってしまう。

これをプロ野球にたとえれば、プレーした経験が一年しかなくて、あとはバットやボールの作り方を学んでいた人が、いきなりチームの監督に抜擢されるようなものだろう。

もちろん、他の病院に出向するなどして外部に出れば、まともな医師もたくさんいるから、おそらく正しい指導を受けることはできるだろう。しかし、医師として、どの病院でスタートを切るかはとても大事である。どの分野でもそうだと思うが、新人時代に変な指導者についていてしまうと、悪い癖が抜けずに苦労することになる。そして、そのしわ寄せは、当然、患者にいくことになるのだ。

ちなみに、その医局に入ってたった三年間勤務しただけで病院を辞め、クリニックを開業した医師もいる。その話を聞いたとき、私は同僚たちと思わず顔を見合わせた。私なら、そんな医師のいるクリニックには、とてもではないが患者として行く気になれない。

横行するデータのでっちあげ

日本の精神科医が染まりがちな悪習の一つに、治験などのデータのでっちあげがある。

たとえば、論文で、患者を対象にしたアンケート調査の結果を使う際、一人の患者の答えがなければ統計的に差が出るというときには、「これ、邪魔だよね」と言って、平気で答えを改ざんしてしまう。

あるいは、複数の患者のカルテを見て、恣意的に何らかの傾向を見出し、そこから遡ってやってもいない調査をでっちあげ、「この患者は、プラス一〇点満点で五点」「こっちは六点」などと勝手に点をつけ、そのデータをもとにした研究を学会発表する。そんないい加減なことを、有名施設の研究者がやっていたのである。

なぜ、そんなことができるのか？　それもやはり日本の精神科の曖昧さ、ずさんさによる。

そもそも、精神科では何がどうなれば病気かという診断基準からして意見が分かれてしまう。ある医師は「病気だ」と診断しても、もう一人は「いや、病気ではない」と言い張るのは日常茶飯事である。患者が苦しんでいても、「これは病気ではない」と医師が言えば、病気には入らないし、逆に、治っていなくても、医師が「私が治したのだ」と言えば、その患者は治ったことになってしまうのだ。その点が、血糖値が高くなったり、レントゲンで影が写ったりする他の診療科とは明らかに違う。

そのため精神科では、カルテはあるものの、元気かそうでないか、正常か異常かは、医師が主観で決めることができる。どんな治療が行なわれたのかという検証もされないため、症例発表などというのは、いくらでもでっちあげができるのである。

私自身、症例報告集を出版することになった上司から、「内容はでっちあげでいいから、とにかく期限内に仕上げてくれ」と症例報告を頼まれたことがある。それを読んで勉強する人がいるのかと思うと、とても気の毒な気持ちになった。倫理規定だけでなく、プロトコールと呼ばれる研究計画も、日本ではまだまだ曖昧なのだ。

そもそも日本の臨床研究は、すべてとはいわないまでも、外国ではまず高い評価はされないし、雑誌の記事にしても、基礎研究以外はあまり掲載されない。とりわけ精神科は相手にしてもらえない傾向が強い。その理由は、ここで述べたように、プロセスそのもののレベルがあまりにも低いからである。

それに、日本では医師主導による薬の大規模研究も少ないし（製薬会社主導が大多数である）、精神療法に関する論文にしても、信頼性がないという理由から、欧米のメジャーな医療雑誌にはまず載ることがない。

日本の精神科の臨床は遅れていて、新しい治療にトライしているわけでもない。それが、世界の日本に対する評価である。日々の臨床がそんな状態では、研究にも信用が置けないととらえられているのだ。

一週間の研修で第一人者？

精神科に多少なりとも興味のある人なら、「認知療法」という言葉を耳にしたことはあるだろう。

人間は、精神的なつらさや不安を感じると視野が狭くなって、気持ちにゆとりがなくなる。すると、考え方が極端になって、ますますつらさや不安が増し、正常な判断が下せなくなってしまうのである。

そうした考え方＝認知の〝歪み〟を修正し、つらさや不安にブレーキをかけることで気持ちを楽にして、現実と向き合えるようにするのが、認知療法の基本概念である。

もともとアメリカで生まれた認知療法は、近年、薬にも負けない効果のある精神療法（カウンセリング）として、日本でもさかんに行なわれるようになってきている。だが、日本で認知療法の権威といわれる医師たちが、どんな勉強、研究をしてきたかを知れば、きっとショックを受けるだろう。

なかには、アメリカで一週間程度のワークショップに参加しただけで、本を書いたりしている者もいるからである。

本場のアメリカでは、認知療法をマスターするために、一定回数ワークショップなどに参加することが義務づけられている。さらに、自分がカウンセリングを行なう様子をすべて録画され、ポイントを外していないか厳しいチェックを受けることもある。

これは他の精神療法も同様だが、最近のアメリカの精神療法はかなり厳密で、複数の人間にスーパーバイズを受け、それがきちんとマニュアルに沿ったものであるかをチェックされる。そして最終的にテストに合格しないと、認知療法家として認められないのである。

それに対して、日本国内には、認知療法家になるためのチェックポイントも指標もテストもない。自分で認知療法家だと言えば、その日から認知療法ができることになってしまう。それは、第一人者と呼ばれる人たちも例外ではない。

若き日の竹中平蔵氏が、「日本の知識層というのは底が浅いので、数年真面目に勉強すればすぐに第一人者と呼ばれるようになる」という話をよくしていたそうだが、日本の認知療法家がまさにそうであり、よく理解していない人物がカリスマ扱いされるのが現実である。

そういう人のなかには、たしかに、アメリカで勉強会レベルのものに参加した経験をもっている人はいるし、認知療法の総説や体系的な流れについて理解している人もいる。しかし、自分が治療する様子を録画されてチェックを受けたことのある人はまだそれほどいない。

また、日本国内には、認知療法の専門家を育成するための民間機関も存在するが、そこで指導する専門家と称する人たちの顔ぶれを見ていると、どこまで認知療法を理解しているのか怪しい人も交じっている。

その人たちも、勉強していないとはいわないが、あくまで「自己流」である。だが、自己流の認知療法というもの自体、そもそも成り立たない。そういう人たちが権威と呼ばれ、〝認知療法のようなもの〟を広めようとしているのが日本の現状なのだ。

かくいう私も、日本人医師から認知療法の講義を受けたことはあるし、国内で受講できるものはいくつか受けたことがある。だが、アメリカ心理学会が日本国内で主催したワークショップや、欧米の雑誌や文献などで読む本場の方法論とくらべると、国内のそれは、教え方、クオリティという点で、かなりあやふやで怪しいことに気づいた。

認知療法家を名乗る以上は、やはり欧米に留学するなどして、正式なシステムに沿って勉強することが欠かせないと痛感する。

この認知療法に限らず、精神科医の育成という点では、やはり欧米のほうが二歩も三歩も日本の先を行っている。

アメリカの場合、精神科医として認められるためには、大学の医学部卒業後に、特定の団体が義務づけたプログラムを三、四年かけて修了し、試験に合格しなければならない。

日本ではほとんど教えられることのない精神療法についても、認知療法を含む複数の精神療法を実践し、エビデンス（科学的実証性）に基づく個人精神療法を経験することが求められる。イギリスの場合も、六年に及ぶプログラムの前半の三年間で、精神療法を学ぶことが義務づけられている。日本の若い精神科医のなかには、フロイトさえ読んだことがない人も少なくないといわれるが、欧米では、すべての精神科医は基礎レベルの精神療法が施行できることを前提としているのである。

それによって、患者と良好な治療関係を築きあげ、臨床のなかで必ず起きる患者の情緒的な混乱にも対処できるのだ。これには、もちろん、自分ですべて抱え込むのではなく、必要に応じてスペシャリストに紹介できる能力も含まれるだろう。

また、二〇〇四年にヨーロッパ二七カ国の若手精神科医を対象に行なわれたアンケート調査によると、精神科研究において精神療法は大半の国で必修義務化されていて、一五の国では精神科医＝精神療法家と認識されるようになっているという。これは、一般の人には当たり前と思えるかもしれないが、日本の精神科医にとっては驚愕の事実なのである。

さらに、指導する側も、日本のように自分のやり方で適当に教えるのは少数派で、一八カ国で指導者資格を定めている。イギリスで行なわれたある調査では、患者は、自分が受診する精神科医が薬の知識しかないよりも、精神療法的な技能をもっていることを望むという結果が出たそうだが、これは日本の患者でも同じだろう。

精神分析（正確には「精神分析的精神療法」などという）の場合もスーパーバイズが重要で、指導者に自分のトレーニングのために精神分析をしてもらうこと（教育分析）で、「心を分析してもらうと、こんなにも気持ちがいいのか」と実感するような体験が大事だといわれる。精神分析をしてもらった経験があって初めて、自分でも分析ができるということである。それは素人が考えても当然であり、国際的にはそれがスタンダードなのだが、残念ながら日本ではそうではない。なかには、欧米でスキルを身につけて帰国した治療者もいるが、教育分析すら受けたことがない人間が、後進を指導しているケースも少なくないのだ。

精神分析を本でしか読んだことがない人間が本を書くから、弟子は混乱しておかしなことを言い出す。何度もダビングを繰り返して何が映っているかわからないビデオテープのように、まともな教育を受けていない治療者にかかっていては、いつまで経っても治らないのは当然だろう。

精神分析も認知療法と同様で、日本では勉強する仕組みが未整備で指導者も少ない以上、やはり欧米に行って研修を受け、正しい手法を身につけるしかない。

第5章 精神科の診断はあてにならない!?

一〇〇人の精神科医がいれば診断も一〇〇通り

当時二七歳だった青年が四人の幼女を次々と誘拐し、殺害したいわゆる「宮崎事件」。容疑者の宮崎勤被告に対し、三人の精神科医が精神鑑定を行ない、それぞれ「統合失調症」「多重人格主体の反応性精神病」「人格障害」と三者三様の診断を下した。しかも、その三人は、日本の権威といわれる医師たちだった。

また、二〇〇七年に起こった一連の朝青龍騒動では、横綱につけた病名が、医師ごとに「解離性障害」「急性ストレス障害」「神経衰弱」と見事にバラけた。そのなかには、美容整形外科であり精神科医でもあるという怪しげな人物もいて、多くの人が「なんていい加減な」「精神科医は片手間でできるのか」とあきれたに違いない。

日本で精神疾患が治りにくいのは、医師個人の治療のまずさや、医療システムの整備が進んでいないのが原因であることは間違いない。だが、それ以前に、精神医療にはいまだに未解明の部分が多いこともまた事実であり、それが精神障害に長く苦しむ患者を多く生み出しているともいえる。そんな精神医療の不確かさを示す最たる例が、この精神鑑定なのである。

また、これは私の知人が参加した厚労省のある研究班の話である。それは、引きこもり対策の研究班だったのだが、引きこもりの定義からして意見がまとまらない。

研究者Aが、「この患者は引きこもりだ」と主張する。だが、研究者Bの立場からすると、それは純粋な引きこもりではなく、統合失調症に入る。そして研究者Cは、どの引きこもり患者も、精神医学のバイブルといわれる「DSM」（精神疾患の診断と統計マニュアル）に照らし合わせれば必ず病名がつくという。すると研究者Bは、そうやってすべての患者に診断名をつけるのが必ずしもいいとは思わないと反論する。とにかく全員、言うことがバラバラなのである。

そんなメチャクチャな議論で研究費をもらうことにあきれると同時に、こんなことを本当に政策に反映させていいのかと知人は不安になったという。

だが、診断が異なることについていえば、医師や研究者を責めることはできない。なぜなら、精神医療先進国といわれるアメリカでも、「二人の精神科医による診断が一致するのは、偶然にすぎない」という研究結果が、何度も発表されているからである。

精神疾患では、健康か病気かという「境目」について、しばしば議論される。

だが、すでに触れたように、精神科では病気になったことがはっきりと目に見えるような生物学的に確実なマーカー（目印）は存在しない。それゆえ、精神科医が恣意的に病名をつけてしまうこともできる。もちろん、異常行動などがあれば別だが、そうでなければ、健康か病気かの境目をつけることは難しいのである。

うつ病も過食症も根っこは同じ

「境目」という言葉は、うつ病に関する議論にも頻繁に登場する。

かつて、うつ病は、ストレスなどの影響を受けずに発症する生物学的要因の大きい「内因性うつ病」と、環境や出来事といったストレスの影響を受けて発症する「心因性（神経症性）うつ病」の二つに大別されると考えられていた。

しかしその後、両者にはっきりとした境目はなく、むしろ連続的であることが、さまざまな研究によって指摘されるようになった。

なかでも最も有名なのが、一九七八年、アメリカの研究者H・S・アキスカルが発表した研究である。

それによると、ストレス性うつと診断された人のうち、三六パーセントが、わずか三、四年後には「内因性うつ病」に、二二パーセントが幻覚や妄想が見られる「精神病状態」に、一八パーセントが躁うつ病に覆ったという。これら三つは、遺伝的な関わりが大きいと考えられていたのだが、アキスカルは、その発症や再発にストレスが強く関わっていると発表したのだ。

また、うつ病で症状が軽いときは、ストレスと落ち込みというのは密接に関係している。たとえば、失恋して落ち込んだり、離婚やリストラが原因でうつになったりするのがそれに当たる。

ところが、最近、うつ病の発症を繰り返すたびに、ストレスと落ち込みの因果関係が失われていくことがわかった。つまり、最後にはたとえば、枯れている花を見ただけでも死にたくなったりするのである（これをキンドリング現象という）。

きっかけがなくてもうつ病を発症するということは、そもそもストレスが原因ではないのではないかという考えも成り立つ。つまり、ストレス性と内因性という二つのタイプがあるように見えるうつ病は、しょせん、うつ病という一つの病気のどの時期を見ているかの違いではないかというのである。

さらにいえば、精神疾患には、うつ病をはじめ、不安障害、依存症、過食症、自律神経失調症と、病名はいろいろあるものの、根っこにあるものは結局同じであるという考え方も出てきている（これを、「ファイナル・コモン・パスウェイ仮説」と呼ぶ）。つまり、起きているのはすべて神経ネットワークの異常であって、他人からうつ病と見えやすい人はうつ病という病名がつくのであり、表面的に不安が出やすい人は不安障害という診断が出る。また、子どもの反社会的な行動面での問題がメインの症状であれば行為障害などという病名がつくし、お酒を飲むことに偏ればアルコール依存症、頭痛や肩こりなど体に症状が出て、原因がよくわからないものの抗うつ薬は効くという患者には、身体表現性障害や自律神経失調症という診断がつく。つまり、表現形が違うだけで、中身は一緒だというのである。

その証拠に、うつ病と不安障害というのは六割から七割の患者が併発することがわかっているし、アルコール依存症や過食症などの依存症では、患者の約五〇パーセントがうつ病を合併する。うつ病にしても、主訴の半分は身体に関する訴えである。

基本的な診断の根拠が表面の症状だけだから、うつ病を発病させる原因遺伝子など一個も見つかっていないし、不安の原因遺伝子も特定されていない。精神科の病気で、単一の原因遺伝子が見つかっている病気など一つもないのである。

わかっているのは、酒の飲めない人はアルコール依存症にならないということ。これは、ある研究機関がアルコール依存症の患者をたくさん集め、多額の費用をかけて研究した末に出した結論である。アルコールを分解する酵素の遺伝子がない人はこの病気にはならない、つまり「酒の飲めない人はアルコール依存症にはならず、たくさん飲める人は依存症になりやすい」というのだが、そんなことは研究しなくても始めからわかりきっているわけで、この研究もまた、精神疾患にはそれだけ未解明な部分が多いことを証明しているといえる。

時代とともに複雑化するうつ病

いま、若い女性に増えている病気が過食である。拒食ではなく、食べすぎてしまうのだ。

この症状の場合、「見捨てられたらどうしよう」という不安が強く、だれかに嫌われたと思うと、食べ過ぎたり、死にたくなってすぐに手首を傷つけたりする。そして、楽しいときは楽しめるものの、そうでないときには気分がガクンと落ち込む。そのほか、過眠といって昼間から寝てしまったり、過度に対人関係に敏感になったりという症状を見せることもある。

じつはそれは、「非定型うつ病」と呼ばれる新しいタイプのうつ病であり、近年の研究によると、「非定型」といいながら、日本のうつ病患者の半分はこのタイプだといわれる。

このうつ病は、調子のよいときには問題なく日常生活を送れるものの、調子が悪くなると落ち込みが激しくなるため、「気分反応型のうつ病」とも呼ばれる。週末は元気に遊びまわっているのに、月曜の朝になると身体が動かず出勤できない「会社うつ」も、この非定型うつ病に含まれるとも指摘される。

このタイプのうつ病は、普通の抗うつ薬が効くのは約半分程度の確率といわれているが、アメリカでは、「マオ阻害薬」という薬（日本ではうつ病には未承認）を使うことで、六〜八割ぐらいの患者の症状が改善すると報告されている。そのため、ストレスだけではなく、やはり生物学的にも原因があるのではないかと考えられているのだ。非定型うつ病については、すでに「ＤＳＭ」の付録に紹介されているほど研究が進んでいて、次の「ＤＳＭ－Ⅴ」ではおそらく本編に取り上げられるだろうともいわれている。

これまでは、うつ病といえば、抑うつ（気持ちの落ち込み）や食欲不振、疲労感、不眠といった症状を見せる「大うつ病」、いわゆるクラシックなタイプのうつ病が一般的だった。だが、これからは、こうした新しいタイプのうつ病がさらに増えるのではないかと指摘されている。私の印象でも、重症なうつ病が減り、かわりに軽症うつ病や会社うつを訴える患者が最近は多い。

そもそも日本の精神医学は、統合失調症（かつての分裂病）のための医学としてスタートしていて、厚生労働省もその立場をとっていた。

それが近年、軽症うつが増えてきたことで、少なくとも治療に関する国民のニーズはそちらに移ってきている。診る側にしても、重症のうつ病や躁うつ病、統合失調症の患者を診る機会が減っている印象があると答える医師が多い、という話を、私は実際に厚労省の人からも聞いたことがある。

これは、重症の患者数は減らずに、たんに軽症の精神障害患者が増えただけかもしれない。だが、多くの医師が口を揃えることでもわかるように、時代の流れとともにうつ病の質が変化してきているとの指摘もある。

そうした変化が起きた理由の一つとして指摘されているのが、日本人の気質の変化である。

かつての日本の若者、とくに女性は、自分の主張が通らなかったり、目上の人に叱られたりしたときには、謝って反省したり、泣き寝入りして耐えたりしていた。日頃からそういうふうにトレーニングされていたために、うつ病になったときも、「自分はダメな人間だ」と内側に逃避し、落ち込んだのである。

ところが、過保護に育てられたいまの若者は、不平不満は隠すことがなく、イライラしたり、怒鳴ったりする。そうした気質の変化や文化の違いがうつ病にも反映し、症状が不眠やイライラなど外側に爆発する形で出るといわれている。この分析には科学的根拠はないものの、そう考えている専門家は多い。

さらに、現代のうつ病を複雑にしているのが、躁うつ病に関する解釈の多様化である。じつは、初診でうつ病と診断される患者のうち、その三割は躁うつ病だといわれる。この三割には、軽い躁うつ病も含まれ、それを裏づける研究データもあり、最近の医師用テキストを見ても、それに触れているものが多い。

ちなみに「躁」というのは、楽しそうでハイテンションというイメージが強いかもしれないが、なかには怒りっぽくてカリカリする状態が何週間も持続するケースもあり、これも躁状態と呼ぶ。

厄介なことに、医師がうつ病だと診断して抗うつ薬を使うと、躁が出現する「躁転」になる危険性があり、場合によっては躁うつ病を直りにくくしてしまうことも指摘されている。

それほどに、うつ病はますますわかりにくくなってきているのだ。

日本の病理学は、まだまだ遅れている

未解明な部分が多い精神医療ではあるものの、日本が欧米にくらべて遅れをとっていることもたしかであり、それが精神疾患に悩む人を増やし、治療を長引かせているといえる。

私の印象では、日本には古い考え方にのっとって診療している精神科医がかなり多い。

これは私の身近であった話だが、先ほど述べた二種類のうつ病について、若い医師が「内因性と外因性は、そう単純に分けられないのではないですか？」という意見を述べても、ベテラン医師は、「先生はまだ理解が浅いね」とか、「アメリカかぶれだね」などといって相手にしない。

実際、中高年以上の医師のなかには、アセスメント（背景にあるストレスや家族歴や病歴などの検討）の段階ではさほどではないものの、診断になると内因性とストレス性の違いにこだわる人は少なくない。

精神神経学会の幹部の一人は、「うつ病は三カ月で治る」と公言しているが、これには注釈が要る。この場合のうつ病とは、「偽物（＝ストレス性）のうつ病」であり、「本物（＝内因性）のうつ病」は治らないのだと言っているのだ。

これも私が実際に目にしたケースだが、ストレスうつの症状を訴えて病院に来た患者に、「あなたはストレス性だから、薬は効かない」と言って、一般的な抗うつ薬を出さないベテラン医師がいた。だが、薬は効かないと言いながら、スルピリドという効果の弱い抗うつ薬は処方した。本当に薬が効かない自信があるなら何も薬を出さなければいい。それを、違う薬を出すのはどう考えても矛盾しているし、言行不一致に思える。

原因はよくわからない、だがスルピリドを飲めばとりあえず症状が落ち着くだろう、何も出さないよりは出したほうがいい……。この医師には、その程度の認識しかなかったのである。ちなみに、この患者の場合、スルピリドを飲んでも症状は変わらなかったが、その後、若い医師が一般的な抗うつ薬を処方したところ、症状が治まった。

また、別のケースでは、二五、六歳の女性が、自分はうつ病かもしれないと病院に来た。担当したのは、五〇代の医長である。

その女性は、会社で仕事をしているときには、うつ（落ち込み）がひどいものの、自宅で生活しているときには、うつの症状はまったく出ない、いわゆる非定型うつである。

この患者について、その医長は私たちにこう言った。

「こんな症状は、古典的な精神病理の教科書には載ってない。ドイツにはなかった」

補足すると、日本の精神病理学はドイツがもともとの規範であり、日本はその伝統を「ドイツ精神医学」と称して引き継いでいる。

これについては、以前、私はドイツに留学経験がある日本人医師と話したことがある。

その医師は、留学中に周囲のドイツ人精神科医たちに、「みなさんは、クレペリンやシュナイダーの精神医学を信奉しているのですか?」と聞いた。クレペリンは一九世紀後半から二〇世紀前半、シュナイダーは二〇世紀半ばに、ドイツの精神医学に大きな影響を与えた医学者である。すると、いまの医師たちは、「ドイツでは、大半の医師はそんなものに関心をもっていない。いまは、もう『ＤＳＭ』が基準である」と答えたという。

日本の年配の医師たちのなかには、そんなドイツ精神医学をいまだに崇拝し、丁寧に実践しようとしている人もいる。何十年も前に学んだことを若い世代に教え、しかもそれが、日本で主に教科書として使われる本のほとんどに書かれている。本家本元がとうの昔に違うものに進展しているのに、分家がいまだに伝統を守っているというのは何とも皮肉な話である。たしかに、こうした精神病理学は先達たちの詳細な観察のもとに生まれた、非常に示唆に富んだものであり、現代の精神医学に多大な貢献をしており、将来の精神医学の道標にもなりうることは認める。だが、それを現在の臨床にすべて当てはめようとすると、矛盾が起きてくるということなのだ。

先ほどの女性患者の話に戻ると、その医長は、「これはうつ病などではなくて、たんなる甘えだ」と診断した。そして、抗うつ薬ではなく精神安定剤を処方した。

この医師がかつて学んだ古典的なうつ病というのは、元気がない、眠れない、朝起きられない、涙もろい、疲れやすいといった症状が特徴だった。家でも調子が悪いし、職場にも行けず、楽しいことがあっても楽しいと思えないといった症状も見られる、いわば教科書的なうつ病である。彼らの辞書に、「ストレスうつに抗うつ薬」という言葉はないのだ。

同じような話はほかにもある。これは、私の友人の精神科医の話である。

彼の母親が五〇代の後半に差しかかった頃、日中の眠気を訴えて、一日中起きようにも起きられなくなった。ほかにも、めまいや足のしびれ、食欲不振などの症状があり、最後は咬み合わせが悪いといってノイローゼのようになってしまったという。だが、複数の大学病院で検査しても体に異常はない。

ここで、やはり精神科医である彼の父親が登場する。父親は統合失調症の専門家であり、まさにドイツ精神医学を信奉する古いタイプの医師だった。

苦しむ妻に夫が何をしたかというと、やはり精神安定剤を出した。だが、症状が改善しなかった。それを見て友人が言った。

「疼痛に身体異常、過眠、全部うつ病の症状だ。抗うつ薬を使うのが当たり前だよ」

ところが、父親は「これは〝本物のうつ病〟じゃない。自律神経失調症だから、抗うつ薬が効くわけがない。お前は母親を精神病扱いするのか!」と怒った。それに対して友人はすかさず、「そもそも、本物のうつ病かどうかなど意味がない」と反論した。

結局、母親は抗うつ薬を飲んだ。すると数日後には症状がきれいに消えたのだ。ところが母親も頑固で、「これは薬のおかげじゃない」と言い張り、父親も「気のせいだ」と言った。そして二人揃って、「息子が出した薬だから効いたのだ」と言ったという。

私はこの話を聞いて大笑いしてしまったが、これが精神医療の現場で日常的に行なわれているとすれば、ただの笑いごとでは済まされない。

「アルコール依存症など病気ではない」

典型的なうつ病の症状が表れる患者は、ある意味では不幸中の幸いといえる。なぜなら、どんな医師でも、たいていは抗うつ薬を処方してくれるからである。

それに対して、非定型うつ病の患者は本当に気の毒である。すでに述べたように、古い知識しかない医師は、それをうつ病とは認めないために、抗うつ薬を使おうとしない。たとえ抗うつ薬で症状が改善しても、「偶然だ」「それはプラシボ（偽薬）効果だ」と自分に都合よく解釈してしまうのだ。これは、不安障害（いわゆるノイローゼ）の患者も同様で、なかなか抗うつ薬を処方してもらえない。

そういう医師は、往々にして抗うつ薬に関する知識も経験も乏しいため、時に若い世代の医師に、「抗うつ薬は、どのぐらいの期間使えばいいんだっけ？」などと恥ずかしげもなく聞く。これは、いままで何の基準もなしに抗うつ薬を患者に使ってきたことを告白するに等しい。

古い知識しかなければ、新しいタイプの非定型うつ病を、「これは病気ではなく、わがままだ」と診断するのも無理はない。だが、以前は患者がきちんと働けていたことを考えれば、やはり体のなかで何らかの変化が起きたと考えるのが自然だろう。

だから私は、原則は「うつ病かどうかはっきり診断しきれなくても、薬を使うべきである」という「治療的診断」と呼ばれる立場を重視している。病名が一〇〇パーセント特定できなくても、抗うつ薬でうつ以外の症状が消える確率が高いことは、多くの研究ですでに証明されてきているからである。

たしかに、何の病気かもわからずに薬を使うのは怖いという意見もあるだろう。でも、いちばん苦しむのは患者である。うつ病は、不安や問題行動、依存など、いろいろな問題が重なって発症する。そこで抗うつ薬使えば、症状がすべて消えることはなくても、苦痛を最小限にはできる。

身体の不調を訴えて内科を受診したものの「異常なし」といわれ、カウンセリングも話を聞いてもらうだけで何の改善も見られない。他に有効な治療法がない以上、やはり抗うつ薬などの薬物療法が、現在ある選択肢としては有効な選択肢の一つだと私は考える。薬をどう使うかという医師の能力は別として、少なくともその効能は世界標準であり、試す価値はあるように思われる。

このように、日本の精神科医のなかには、若き日に勉強した学問の呪縛から抜けられない人がいる。そういう医師のなかには、精神疾患には、統合失調症（分裂病）と（躁）うつ病、それにてんかんぐらいしかないと考えている者さえいるのだ。その証拠に、日本の精神科では、統合失調症か気分障害の権威でなければなかなか教授になれない。

こうした医師が患者を診療するのも問題なのだが、もう一つ大きな問題は、自分と同じような考えの治療者を増やしつづける可能性があることだ。

すでに述べたように、日本の精神科には、体系だった標準的な教育システムというものがまったくといっていいほどない。それは、言い換えれば、指導を受ける医師によって、治療の基本になる考え方は、大きく左右されるということである。

「古典こそ美しい」と、いまだにドイツ精神医学を基本にしている医師に指導されれば、若い医師でも同じ考えをもってしまう。それはまるで、「表の礼儀は裏の失礼」という茶道の世界を見ているようである。

ただ、それを信奉する医師たちも、少なくとも古い診断だけでは立ち行かないことに気づいている。もちろん、新しいものがすべて正しいというつもりはないし、新しい精神医学も、時代の変化とともに変わっていくのだろうが、古い医学しか知らないのは問題がある。

精神科医は、患者を苦しみから救うにはどうしたらよいかという大原則に立ち返って、頭を柔軟に、新しい知識も謙虚に身につけるべきだろう。

第6章　薬も満足に使えない精神科医

――〝薬後進国〟ニッポン

世界の常識が通用しない日本

欧米にくらべて遅れている日本の精神医療だが、とりわけ薬の使い方は、目を覆いたくなるような惨状にある。精神科医の間違った知識と勝手な思い込みが、多くの患者を苦しめているのは間違いない。

そんななかでも罪が重いと思うのは、薬に無知な有名精神科医である。

たとえば、某有名クリニックの院長は、精神医療雑誌の巻頭に論文を書くような大家なのだが、じつは、抗うつ薬を飲んで症状が落ち着いている患者に、何かと薬を飲むのをやめるように指導することで知られている。

この医師の「あなたは飲まなくていい」「こんなもの、効くわけがないんだ」という言葉を鵜呑みにして自殺未遂を起こし、病院に運び込まれた患者を私は何人も知っている。

また、海外の学会で基調講演をしたこともある有名医師の場合もひどい。

かつて統合失調症の薬を新薬に切り替えようという動きがあった。副作用が少ない、というのがその理由である。

新薬への切り替え自体、悪いとはいえないが、症状が安定している患者まで、本人が嫌がるのを無理に新薬に替えさせて、調子を崩したりしては問題である。そういうことを、精神科医なら誰もが知っているような有名医師がやっているのだ。自己満足のために治療法を変える精神科医は、患者にとってデメリット以外のなにものでもない。

また、薬をあまりに自己流で使ってしまいすぎる医師も問題である。

これは知人の医師に聞いた話だが、彼がかつて働いていた都内の有名クリニックの院長の場合、うつ病と診断すると、いきなり三種類の抗うつ薬を出したという。それを飲んだ患者は、口を揃えて「眠くなった」と訴えたそうだが、それだけ飲めば眠くなるのは当たり前である。

抗うつ薬を出すにしても、少なくとも一種類（単剤）からスタートするのが基本である。三種類の薬を飲んで元気になっても、本当は一種類飲んだだけで回復したかもしれないからだ。要らない薬を出せば、患者に余計に医療費を払わせることにもなるし、何より体に無用な負担をかけることにもなる。

どうしても眠れないという患者には、睡眠薬をプラスしたり、場合によっては二週間以内に限って精神安定剤を加えたりすることもあるが、飲む必要がなければ飲まないように指導するのが原則である。それをいきなり三種類も同時に抗うつ薬を出すのはメチャクチャである。

別の有名クリニックの院長も、とんでもない薬の使い方をしている。

その医師は、何冊も著書のある有名人だが、自分自身がうつ病であることをカミングアウトしている。それはいいとしても、自著のなかで、「私もつらいときには、頓服としてトレドミン（抗うつ薬の一種）を二、三個さっと飲みます」と書いているのには驚く。

抗うつ薬というのは、定期的に飲むのが基本である。同時に、決められた量をきちんと飲んで症状が改善した場合も、しばらくは同じ量を飲みつづけて様子を見て、再発がないのを確認しながらゆっくり減量していき、最後に中止するというふうにメリハリをつけることが大事なのだ。だが、この医師はそのセオリーをまったく無視している。おそらく患者にも同様の使い方をしているのだろう。まったくあきれてしまうが、この医師のように、テレビに出たり、本を出したりしている有名医師でさえ、薬の使い方を知らないのが日本の現状なのである。

また、「神経症には薬は効かない」という古典的な精神医学を学んだ影響か、強いこだわりに苦しむ強迫性障害（何度手を洗ってもきれいになった気がせず、頻繁に手を洗わないと気が済まないというのが代表的な症状である）などの不安障害について、日本の精神科医のなかには、「抗うつ薬が効くはずがない」とその効果を認めない人が少なくない。だが、こうした病気に、抗うつ薬の大量投与が効果を発揮するのは、すでに世界の常識なのである。

強迫性障害などの不安障害の治療に関しては、たしかに厚労省も抗うつ薬を薦めている。だが、ＳＳＲＩ（選択的セロトニン再取り込み阻害薬）といわれる抗うつ薬の一種であるフルボキサミンを強迫性障害に使う場合、一日の服用量として原則保険で認められているのは日本では一五〇ミリグラムまでである。それに対し、欧米では二五〇〜三〇〇ミリグラムも使われていて、実際、それぐらい使わないと効果が出ないケースも多いと報告されているのだ。

うつ病でも、一五〇ミリグラムではなく二〇〇ミリグラムまで使用しなければ、日本人の効果は判定できないという国内での研究結果も出ているし、それぐらい使えば効く確率が高いといえる。なぜなら、うつ病も軽症のほうが薬は多く必要になることが少なくないし、逆に症状の激しい人が、意外に少量の薬でよくなったりするからである。薬の量の多少とうつ病の重症度というのは、必ずしも相関しないという研究も存在する。

こういう点も、精神科の未解明な部分の一つであるが、こうした背景を知っている医師が日本に何人いるだろうか。

薬が効かない原因は、不十分な量と早すぎる中止

私は、産業医として、うつ病の患者が一向に症状が改善せずに苦しんでいるのを見かねて、「主治医の先生に相談して、薬を増やしてもらってはどうですか？　それも選択肢の一つですよ」という話をすることがある。だが、ほとんどの主治医は「いや、君の場合は薬が効かないから、増やしてもムダだよ」と真剣に取り合ってくれない。患者の話を聞くかぎり、薬が効かないのは量が足りないからだと判断してよいケースも少なくない。なぜなら、精神科医が、製薬会社の添付書に書かれている最低使用用量にも満たない量の抗うつ薬しか使わない光景をよく目にするからである。

それが日本の現状なのだが、薬の投与期間についても、日本の常識は欧米のそれとかけ離れているといってよい。

私の場合、ＳＳＲＩなどの抗うつ薬をどれぐらいの期間投与するかは、米英の治療ガイドラインを見て判断する。なぜ米英かといえば、両国のガイドラインは、それによって患者が回復したというある程度たしかなエビデンス（医学的実証性）に基づいていると考えられるからである。

たしかに、日本にも形ばかりの治療ガイドライン（アルゴリズムなどと呼ばれる）はあるが、欧米とはずいぶん違う。たとえば、うつ病を初めて発症した場合、抗うつ薬を投与すべき期間は、初発のうつ病患者で欧米では半年〜一年と定めているのに対して、ある日本のガイドラインでは三カ月だけ。しかも、欧米の場合は根拠を示してあるのに対し、日本にはそれがない。

だから、そのガイドラインを鵜呑みにする現場の医師は、すぐに薬をストップしてしまうのだが、大事なときに薬を打ち切られたために、症状が逆戻りしてしまう患者は本当に多い。私が声を大にして言いたいのは、せっかく回復しかけている患者の薬を簡単に減らすべきではないということである。

心の病で入院していた人がよくなり退院しても、家に帰って調子を崩すのはけっして珍しくない。もともとストレスがあったからうつ病になったのだし、学校や職場に行こうとすれば、当然ストレスがさらに増える。そのときには薬の量はむしろ増えるのさえ自然だろう。これは身体の病気でも同じで、たとえば胃の調子が悪くて胃薬を飲み、おかゆを食べていた人が、回復過程で普通の食事をするようになって胃が痛くなり、また胃薬を増やすというケースは当然あるわけだ。

それを、復職するというだけで、何の医学的根拠もなしに「もういいでしょう」と薬を出すのをやめたり、減量したりするのは、常識的に考えてもおかしい。それまでは、家にいてストレスがかかっていなかっただけの話なのであり、最低でも仕事がまともにできるのが確認できたあと、さらに半年ほどきちんと出社できてから初めて減量を始める欧米のほうが理に叶っている。

そもそも、うつ病では、仕事に必要とされる集中力や気力、意欲の欠如、日中の眠気といった症状は治療の後半に改善するケースが多いことが知られている。だが、自宅にいてストレスがかかっていないとその症状に気づかないこともあり、復職のストレスで初めて再発に気づく場合も少なくないのである。

さらに、患者にとって、症状がよくなったからとすぐに薬を打ち切る精神科医が有害なのは、抗うつ薬がたんなる対症薬ではなく、再発を抑えるための脳の体質改善薬の役目も果たしていることを知らないことである。

すでに述べたように、一度うつ病になると、何もないときは落ち着いているものの、あることをきっかけに簡単に調子を崩してしまうことがある（キンドリング現象）。これは、一種の過剰反応であり、ある部分の脳細胞が死んだことによるネットワーク異常が起きていると考えられている。抗うつ薬には、神経の新たな生成（神経新生）を通じてこうした悪い癖を修正し、「抗うつ力」をつけるという働きがあるのだ。

こうした役割を知らないと、風邪薬や睡眠薬と同じに考えて、「いまは症状が落ち着いているから、薬はやめましょう」と薬を打ち切ってしまう。抗うつ薬が体質改善にも役立つという側面を理解していないために、復職で大きなストレスがかかるにもかかわらず、薬をストップするという愚かなことをする医師が多いのだ。

私の知るかぎり、患者が復職過程で調子を崩したとき、薬を増やす医師はまだ多くはないといっていいだろう。その結果、復職過程で薬を打ち切られた患者は、ほとんどそれで潰れてしまう。せっかく復職できたのに、薬が足りないために一カ月でまた苦しくなり、再び休職に追い込まれるのを見るのは本当に気の毒である。

繰り返すが、家で寝ているよりは、会社に行くほうがストレスは増える以上、しばらくは薬を増やす、または維持するのが基本なのである。これから復職しようというときに抗うつ薬がないと、いくら頑張ろうとしても調子を崩してしまうし、努力が報われなければ、努力しようという気力もなくなってしまい、結局休職を繰り返すことになるのだ。

このように、薬の量が不十分であることと、早い時期での打ち切りは、難治性、遷延性のうつ病の最大の理由にもなっている。

厚生労働省の委託研究でも、職場復帰の足を引っ張るうつ病の残遺症状の最大の原因は、不十分な薬の量ときちんと薬を飲んでいないことであるという結果が出ているようだ。もちろん、それだけが原因ではないが、それが最大の原因だとわかっていれば、多くの患者はもっと薬物療法に積極的になるだろう。薬の出し方にしろ、説明の仕方にしろ、精神科医には正しい知識に基づいた行為が求められるのである。

有効量の半分以下しか使わない日本人医師

「一〇、二〇ミリグラムでやめずに、三〇、四〇ミリグラムまで使ってください」

これは、「パロキセチン」（商品名パキシル）というＳＳＲＩの処方について、製薬会社のＭＲ（医療情報担当者）が、主に日本の開業医向けに配布していた資料に強調されていたフレーズである。

日本でパキシルが承認されたときの基準では、効果が出るのは三〇～四〇ミリグラムとなっているものの、日本の医師のなかには、実際には一〇、二〇ミリグラムしか使わない医者が少なくないことが内部調査でわかったのだという。

だが、それではやはり十分な効果が得られない。そのため医師のあいだで、一時、「パキシルは効かないらしい」と噂されるようになった。そこでメーカーのＭＲが、正しい量を処方するよう医師にお願いして回っていたのである。

それまでパキシルを二〇ミリグラムしか処方されなかった患者が、量を増やすことで症状が改善したケースは実際にある。

あるとき、他の病院の紹介で私のいる病院に来た患者がいた。その人は、五〇歳くらいの女性で、うつ病と不安障害を併発していた。たしか初診時には、一人で病院に来るのが怖くて友人に付き添われて来たと記憶している。

彼女の場合、ずっとメソメソしていて、ノイローゼのような症状もあり、話を聞いてみると、疲れやすく、夜も熟眠ができていなかった。家事も少しはやれるものの、気力が出ないため、自分で経営していた店は畳んでしまったという。

私は、それまでの治療について聞いてみた。すると、パキシルを二〇ミリグラム、一年半から二年飲んでいるという。その間、同じ市立病院に通っていて、しかも医師が三人代わっていた。おそらく後任の医師は、とりあえずと、パキシルを二〇ミリグラム飲ませつづけてきたのだろう。症状が一向に改善しないにもかかわらず。

そこで、「薬が効いていないなら、やめるか、もう少し増やしませんか?」と、私が提案すると、彼女はニッコリと笑ってうなずいた。そして、パキシルを三〇ミリグラムに増やした一カ月後には、家事だけでなく、再び仕事を始めようかというところまで回復した。

すでに述べたように、パキシル三〇ミリグラムというのは、法外な量ではない。メーカーも国も推奨している量なのである。

不十分な量の薬を処方されたことで、患者が苦しむ例はほかにもある。

あるとき、五〇代の女性が、うつ病の症状で私のいる病院に来た。もう三、四年も仕事ができないでいるという。そして、それまでの治療法について聞いてみると、やはりパキシル一〇ミリグラムをずっと処方されていたことがわかった。

それまで女性は、東京の某有名クリニックに通っていた。主治医も、しばしばテレビ出演するほど、この世界では有名な存在である。そんな医師ですら、パキシルを一〇ミリグラムしか処方しないのだ。もちろん、使ってみて副作用が出るようであれば他の薬を考えなければいけない。でも、不十分な量の薬を、二年も三年もずるずると出しつづけて症状が改善しないのでは、患者があまりに気の毒である。

この女性に対して、私はパキシルを四〇ミリグラムまで使ったものの、効果は表れなかった。そこで今度は、三環系という古いタイプの抗うつ薬に切り替えてみた。その結果、徐々に症状が改善し、現在は仕事もできるようになっている。少量の薬をだらだら使用するのがよくないのはもちろん、十分量使って効果が確認できなければ、やめて他の治療法を考えるのは当然だろう。

使うべき量の薬を出してもらえないために、必要以上に苦しんでいる患者は本当に多いし、事態は深刻であると強く感じる。

統合失調症の切り札の薬が使えない

このように、日本の精神科医のなかには、薬の使い方の基本さえ知らずに処方箋を書いている人間が少なくない。それは、薬について学ぶシステムがないのが大きな要因である。

だが、そもそも日本では、医師がベストに近い処方をしたとしても、欧米の治療水準には追い付けないという事情がある。

それは、薬に関する行政と関係している。

海外では統合失調症の治療に、クロザピンという薬が切り札として使われている。この薬は世界のほとんどの国で使用が認められているのだが、なぜか日本だけでは国が承認していないために使えないのである。

クロザピンに代表される抗精神病薬には、興奮を抑えたり、妄想を消したりという効果のほかに、病気で失ってしまった潑剌《はつらつ》さを蘇えらせたり、ＱＯＬを高めたりする効果もあることが知られている。なかでもクロザピンはとくに切れ味がよく、とりわけ治療抵抗性の統合失調症には高い治療効果があるといわれるのだが、それが日本では使えないのである。

以前、私は触法患者の扱いについて、アメリカ人の精神科医と話したことがある。私が、クロザピンを使わずに他の薬で治療し、退院させるにはどうするかという話をすると、相手は「日本には魔法の水晶玉でもあるのか？　クロザピンなしで退院させられるわけがないだろう」とあきれていた。

外国では、難治性の統合失調症患者のほとんどにクロザピンを使うという。統合失調症の患者を地域に帰そうとするときに、頼りになるのがクロザピンなのだ。

すでに述べたように、日本でも国の政策として、患者を社会に、地域に帰せといい、精神科病床を減らそうとしている。にもかかわらず、世界では使うのが常識のクロザピンは承認しないのである。

難治性の統合失調症の治療薬としては、さまざまな新しい薬が開発され、効果があり、副作用も少ないらしいという理由から、日本でも広く使用されるようにはなってはいる。だが、産業界からの資金を受けていないフェアな米国ＮＩＭＨ（国立精神衛生研究所）によるＣＡＴＩＥ（臨床的抗精神病薬介入効果試験研究）や英国ＵｔＬＡＳＳ（統合失調症新規抗精神病薬費用対効用研究）などといった信頼性の高い大規模研究の結果を分析した結果、リバーマンら世界の有名研究者のなかには、「クロザピン以外の新しい抗精神病薬は大同小異である」という声さえ出はじめてきているのである。

では、なぜ日本ではクロザピンが承認されないのか？

その最大の理由としては、いくつかの副作用、それに、薬を処方しているにもかかわらず初診から一度も採血をしようとしない精神科医の身体モニタリング能力の低さがあるだろう。だが、それ以外の理由は、医師の使いすぎだといわれている。つまり、新薬が売れすぎて、医療費がかさむことを厚労省は恐れているのだ。それを説明するに当たって、別の薬の例を挙げよう。

あるとき、オランザピンとクエチアピンという統合失調症の薬（抗精神病薬）が、糖尿病を併発している患者に禁忌、つまり使用禁止になった。そもそも統合失調症の患者は、糖尿病を併発することが多い。規則正しい生活ができず、栄養バランスが崩れるからである。そういう患者にそれらの薬を使うと、糖尿病を悪化させ死んでしまう危険さえあるというのだ。

たしかに、それらの抗精神病薬を服用することで糖尿病の症状が悪くなる場合もある。だが、クロルプロマジンという薬価の安い古い薬などは、同様に糖尿病などに悪い影響を与えると考えられているにもかかわらず、使用禁止にはなっていない。

それに報告書を読むと、セルフコントロールできない患者に甘いものを食べさせたり、缶コーヒーを制限せずに好き放題飲ませたりするなど、病院できちんと栄養管理をしていないケースも多く、本当にそれらの薬だけが死因かどうかは疑わしい者もいた。

そして、最も重要なのは、外国では、それらは使用禁止ではなく、「使用注意」の扱いにとどめている国も少なくないという事実である。

それらの薬がなぜ、日本では使用禁止になったのかといえば、新薬だからであり、「売れすぎたから」である。新薬は価格が高く、売れすぎると医療費を圧迫する。だから、厚労省がブレーキをかけたのだ。私は、厚労省の関係者が、「あれはブレーキをかけすぎてしまった」と笑いながら話していたというのを聞いたことがある。

だが、こうした対症療法的な行政によって、効くはずの薬を飲む機会を奪われている糖尿病患者にすれば笑い話で済まない。

一方で統合失調症の患者に対して、日本では人権侵害と批判されるほど、睡眠薬や精神安定剤、抗精神病薬などの精神科薬を何種類も大量に使う。そうした多剤大量療法は、「まるでカクテル」と揶揄され、その量は、日本よりも精神科医の多いアメリカ、フランス、ドイツなどにくらべて圧倒的に多い。これには、精神科医個人の薬剤処方に対する姿勢にも問題はあるものの、海外では、クロザピンという切り札があるために、抗精神病薬をてんこ盛りにする必要がないという側面も忘れてはならない。

私が、日本でも一刻も早くクロザピンを使ったほうがいいと感じるのは、私自身を含む現場の医師たちが、クロザピンを使えないために患者やその家族が苦労している姿を見ていたたまれない気持ちになるからだ。もしも患者が自分の家族なら、個人輸入してでも使いたいと思うが、いまの医療システムでは保険医療と自費診療の混合診療も認められないため、現実にはそれもできない。そういう悔しい思いをしている医師は、少なくないはずである。

第一章で触れたリタリンにしても、処方できる精神科医を制限するなど、ようやく規制に乗り出したとはいえ、厚労省は問題薬と知りながら薬価が低いのをいいことに長年放置してきた。すでに大量のリタリン依存患者をつくり出しておきながら、いきなり締め付けるようなやり方は、「薬害」に等しい政府の犯罪だと批判する声も少なくない。

さらには、リタリンと同様の効果をもち、一日一回内服すれば長もちする高価な新薬が、二〇〇七年、承認直前に一時延期になったと報道されたが、これもリタリン依存患者が一気に新薬に走って医療費が高騰することを厚労省が懸念したからだと見る専門家もいる。

病気や薬の依存症に苦しむ患者の身になって医療行政を進めることなど、もはやこの国には期待できないのだろうか。

審査官不足が生むドラッグ・ラグ

〝ドラッグ・ラグ〟という言葉をご存じだろうか？

これは、海外で発売された新薬が日本で発売されるまでの時間差を指し、その差はじつに四年もあるといわれている。それが原因で、現在、欧米で売られている医薬品の多くが日本では使用が認められていないのだ。たとえば、世界中で売り上げの多い医薬品の上位一〇〇品目のうち、日本で承認されている薬はなんと三割しかない。抗がん剤にしても、認可されるのは、申請された薬の半分だけといわれる。

いまから二〇年ほど前に開発されたＳＳＲＩは、その売れ行きのよさから、欧米では同様の薬が次々と開発され、いまでは何種類もマーケットで広く流通している。だが、日本で承認されているのは、そのうちの三種類だけである。すでに触れたクロザピンも、厚労省の承認が下りない。精神科の薬は、とくに承認まで時間がかかる印象がある。

また、アルコール依存症には、酒を飲みたい衝動を抑える「アカンプロセート」という、依存症患者ならノドから手が出るほど欲しい薬がある。

アルコール依存症というのは、酒を飲みたい衝動を抑えられない一種のコントロール障害であり、その衝動を抑えられればアルコールと訣別できる。アカンプロセートは、フランスなどでは、もう二〇年も前から使われているが、日本ではまだ治験をやっていて、おそらく認可までには早くても五年はかかるだろうといわれている。

さらに、いま欧米では、躁うつ病の「ラモトリジン」という新薬が非常に注目されている。これには、躁うつ病のうつ状態を改善する効果がある。

すでに述べたように、うつ病と躁うつ病を見分けるのは難しいうえに、躁うつ病の患者に抗うつ薬を使うと、躁転してしまうことが多い。しかも、抗うつ薬を使って安易に躁状態をつくり出すということを何度も繰り返すと、どんな薬も効かなくなってしまう難治性躁うつ病を完成させてしまう危険性があるのだ。そのため、躁うつ病では、躁とうつの〝波〟を抑えるために、リチウムやバルプロ酸と呼ばれる抗躁効果と軽い抗うつ効果のある気分調節剤を使うのが有効なのだが、それらの薬はやはり抗うつ効果が弱く、さらに中毒の危険性や妊婦が服用すると胎児の奇形につながることが多いなど副作用の問題も指摘される。

それに対し、この新薬は躁状態にさせることなく高い抗うつ効果が認められるうえ、妊婦への影響も非常に少ないことがわかっているため、欧米の医師たちはこぞって使っているのである。

だが、このラモトリジンも、日本では発売の見通しが立っておらず、承認されるまでにはまだかなり時間がかかるだろう。

日本で新薬の承認審査が長くかかる最大の理由は、審査官の数の不足である。アメリカに約二〇〇〇人いる審査官が、日本にはその一〇分の一のおよそ二〇〇人しかいない。これは、イギリスとくらべても三分の一の人数で、先進国では最も少ないといわれている。そのため厚労省では、二〇〇九年度までに、審査官を二〇〇人からおよそ倍増させると発表している。だが、精神科軽視の姿勢が変わらないかぎり、精神科薬の承認スピードが上がるとは到底思えない。

私は、厚労省で精神科を担当している医系技官と話をしたことがあるが、担当部署もコロコロ変わっており、細かいことはまったくといっていいほど実状を理解していないという印象をもった。

その上、医系技官というのは、臨床医に負けず劣らず多忙である。これは聞いた話だが、医系技官の一人が過労でうつ病になってしまい、診断書を出して休職にしてもらおうとした。普通の職場であれば、当然休職が認められるだろう。だが、厚労省は、「代わりがいないから認められない」と休職を認めなかったのだという。まるでどこかの中小企業のような話である。

本人には同情するが、そんな人たちの集まりでは、精神科が重視されるはずがないだろう。人が足りないし、忙しすぎる。少ない人数に押し付けるという日本の行政システムの典型例であろう。

日本の新薬審査には、他にも問題がある。それは、治験の拙さである。

新薬の承認審査を申請する前に、製薬会社では、その薬の有効性や安全性について患者データを集めて検証する。これが治験だが、日本の治験は「遅い、高い、質が悪い」と悪評が三つ揃っている。つまり、新薬開発に欠かせない治験の環境が十分に整っていないのだ。

たとえば、ある病院では、患者を集めて新薬の治験を行なった。その薬について、私はそれらを審議する担当者の一人と話をする機会があったのだが、その担当者は「あのクラスの小さな製薬会社でつくったプロトコール（治験実施計画）では、おそらく厚労省の認可は下りないでしょう」と言った。つまり、治験薬認可に求められるレベルも国際水準に引っ張られるように上がってきており、資金力があり、優秀な人材も豊富な大きな製薬会社が、さらに選りすぐりのスタッフを集めて行なわないと、厚労省の承認は下りないということなのだ。

また、治験に対する考え方も、欧米と日本ではまったく違う。

たとえば、アメリカでは、経済的な理由から保険に入れず、まともな医療が受けられない人たちでも、治験に参加すれば二分の一の確率で効く薬が飲める。もしかしたら偽薬かもしれないが、当たれば本当の薬を使ってもらえるのだ。だから積極的に参加する。

製薬会社も、開発協力費として医者に高額の報酬を払うし、患者にも参加するだけで大金が支払われる仕組みになっている。

だが、日本の場合、治験に参加する患者は、「治験ボランティア」と呼ばれ、報酬は交通費という名目でしか出ない。謝礼という名目で支払うことを法律で禁じているのだ。

その金額もすずめの涙で、なかでも精神科の薬はたかが知れている。そこには、「こんなことで金儲けするのはいかがなものか」という日本人の倫理観が関係しているようにも思える。

使えないはずの薬を勧める矛盾

アメリカのうつ病治療に関する有名な研究の一つに、「ＳＴＡＲ＊Ｄ（うつ病を軽減させる代替的連続治療法）」がある。

これは、ＮＩＭＨ（米国立精神衛生研究所）が資金を提供し、アメリカ国内の四一カ所のプライマリーケア医（かかりつけ医）や精神科クリニックに通う患者約三七〇〇人を対象に、六年をかけて行なわれた大規模な研究である。

この研究では、全員が同じ抗うつ薬から治療をスタートさせ、治療薬に反応しないか、副作用に耐えられない患者は次のステップへ進むという方法が取られた。

この研究を野球にたとえれば、先発ピッチャーが打たれたとき、誰を二人目、三人目のピッチャーに起用すれば勝率が高められるかを考えるようなものであろう。

その研究によれば、最初に選択されたシタロプラムというＳＳＲＩは、設定された研究条件では六、七割効くことになっていたのだが、実際の臨床では三割しか効かないことがわかった。つまり、先発ピッチャーが七割の確率で打たれてしまったのだ。

この結果からは、抗うつ薬の効果の怪しさがうかがえるが、問題はほかにもある。第一番目のシタロプラムをはじめ、第二、第三の選択肢として示されている薬の大半が、日本では使えないのだ。つまり、欧米では当たり前に使われている治療薬が、日本では未認可なのである。そのため、「ＳＴＡＲ＊Ｄ」は、日本の治療者にはほとんど関心をもたれていない。二番手、三番手のピッチャーは誰がいいかという議論も、起用できないなら意味がないのだ。

これと似たケースに、リチウムがある。

リチウムは、日本を含めた世界各国で、躁うつ病の薬として認可されている。そのリチウムが、いま抗うつ薬の効果を高めるものとして、大きな注目を集めている。抗うつ薬にリチウムを加えることによって、とても強力な増強効果が期待できるといわれているのだ。もちろん、すべての患者で効果が見られるわけではないが、それまで抗うつ薬に反応しなかった人のうち半分が、リチウムを加えることで抗うつ薬反応者（レスポンダー）に変わると指摘されているのだ。

ただし、それはあくまで海外の話であって、日本では、うつ病についてはリチウムの使用が医療保険では認められていないのだ。

外国では、うつ病の治療薬として当たり前に使われるリチウムが、なぜ日本では研究さえされないのか？

それには、やはり薬価が関係している。

そもそも薬の研究には、医師主導のものと、製薬会社が主導するものの二種類がある。だが、日本では、後者のものがほとんどであるといわれる。

製薬会社が力を入れる研究は、新しい薬を承認してもらうためのもので、しかも高価な薬が対象になる。医師にしても、製薬会社主導の研究に相乗りして治験に協力すれば、多額の治験協力費がもらえる。

だが、リチウムのような安価な薬には、だれも関心を寄せず、エネルギーも注がない。そのため、リチウムはうつ病に有効な薬であるにもかかわらず、いまだに認可されずにいるのだ。

そうした現状を改善しようと、厚生労働省では、医師は製薬会社主導の研究ばかりではなく、自ら主導して研究をするよう指導している。だが、状況はまったくといっていいほど変わっていない。

リチウムがうつ病の治療薬としてなかなか認可されないのには、もう一つ理由がある。すでに述べたように、リチウムを躁うつ病の治療に使う場合には、日本でも保険適用になる。つまり、本当はうつ病であっても、医師がカルテに躁うつ病と書いてしまえば、安く使うことができるのだ。それは、厚労省も把握しているはずである。

このリチウムについては、もう一つ面白いエピソードがある。

以前、厚労省では、外部に研究を委託して、抗うつ薬の処方に関する日本独自のアルゴリズム（治療ガイドライン）を作成した。

日本版をつくったのは、日本人は西洋人とは体格や体質が違うというのが表向きの理由だが、それはあくまで建前であり、本当の理由は、外国では使える薬のうち、日本では使えない薬があまりにも多いからである。数少ない薬のなかで、どの薬をどの順番で使えば効果的かという日本人用の治療マニュアルが必要だったのだ。

そのなかで、うつ病の治療で最初の薬の効きがよくなかった場合に、第二番目、第三番目に使うべき薬として挙がっているのが、何とリチウムなのである。うつ病には保険外適用であるはずのリチウムを、「抗うつ薬が効かなかった場合には、リチウムを使うべし」と、うっかりガイドラインに載せてしまったのだ。

厚生労働省の委託研究班がつくったガイドラインであるにもかかわらず、保険外適用の薬が推奨されているという矛盾。

これこそ、日本の精神医療の象徴といえるかもしれない。

第7章　そもそも精神科薬は本当に効くのか

製薬会社と精神科医の癒着

これまで私は、日本の精神医療がいかに遅れているかを、アメリカを引き合いに出して述べてきた。日本でもさかんになりつつある認知療法もアメリカで生まれたものであり、私たち精神科医が処方する薬のほとんどが、アメリカで開発されたものだからである。

だが、精神医療先進国というべきアメリカにも、日本とは次元の違うものの問題が山積している。そのなかでも日本に大きな影響を与えているのが、薬にまつわる問題である。

前章で、日本での薬の研究は、ほとんどが医師ではなく製薬会社が主導していると述べた。二〇〇六年、インフルエンザ治療薬「タミフル」をめぐり、発売元の製薬会社から、厚生労働省研究班班長である教授とその教授の講座に大金が渡っていたことが明らかになったが、これなどは製薬会社の体質を如実に物語っているといえるだろう。まるでスポーツの試合で、審判に対して一方のチームから給料が支払われているようなもので、これでは公平な判断などできるはずがない。まさに言語道断である。

だが、アメリカでは、この種のことが日常的に行なわれているのである。

米国精神医学会が発行している雑誌『アメリカン・ジャーナル・オブ・サイキアトリー』の二〇〇五年版では、二〇〇一～二〇〇三年に発表されたすべての臨床試験が、スポンサーとどう関係しているかを分析、検討している。

そこでは、スポンサーに関する顧問契約や講演の費用、謝礼金、株式所有、雇用関係にあるケースなどは、すべて、「個人的利害関係があり」とみなしている。

また、対象とする研究は、「無作為化プラシボ対照二重盲検比較試験」だけを対象にした。これは、患者はくじ引きで割り振りされ、医師も患者も何を服用しているか知らない条件下で、偽薬と本物の薬とを比較する方法で、これによって効果が認められれば、「医学的に効果あり」というお墨付きをもらえるのである。

その結果だが、三九七の臨床研究のうち、六〇パーセントの研究者が製薬会社など利害関係のあるスポンサーから資金を得ており、四七パーセントについては参加した研究者の一名以上が何らかの財政的な援助を受けていたという。

そしてこれが重大なのだが、スポンサーと利害関係のある臨床試験では、スポンサーのない研究にくらべ、企業側に有利な肯定的結果が約四・九倍も出やすく、とくに、製薬会社が資金提供した研究では、明らかにその傾向が強く認められたというのである。

一方で、製薬会社による研究資金を意図的に排除して分析したアメリカやイギリスの研究では、新しい抗精神病薬には、従来薬にくらべてこれまで指摘されているほどのメリットはなく、それどころか従来薬のほうがリーズナブルだと結論づけているものもある。

このほかの複数の大規模解析でも、抗うつ薬の効果に最も影響を与えるものは、スポンサーの有無であるという結果が報告されている。

企業がお金を出せば、スキルの高い熟練研究者に参加してもらいやすくなる。つまり、自分たちに都合のよいデータを得やすくなるのだ。それに加えて、研究の規模が大きくなると（要は参加者の数が増えると）、統計上のテクニックで小細工がしやすくなり、わずかな差でも大きな差として出しやすいというメリットもある。つまり、これらの研究では、金をかければかけるほど、統計的な面も含めて企業に有利な結果が出しやすいと結論づけているのだ。さらに、一部の精神科医は、研究者の生命線ともいえる論文作成まで、製薬会社の研究者をゴーストライターにして書かせていたという事実まで発覚している。

世界で最も権威のある医療雑誌の一つといわれる『ニューイングランド・ジャーナル・オブ・メディシン』の前編集長で、現在はハーバード医学校の上級講師であるマーシャ・エンジェル医師も、その著書『ビッグ・ファーマ　製薬会社の真実』（篠原出版新社）のなかで、こう述べている。

「著者は製薬会社が研究の実施方法に対する支配を強め、自社の薬がよく効くように見せかけるために細工を凝らすさまを見てきた。その方法は、筆者が同誌で仕事をはじめた頃（注：一九八〇年代初頭）にはまったく使われていなかった手口である。（中略）製薬会社は自社製品に不利な結果が出た研究を研究者に公表させないことがある。製薬業界の影響が強くなっていくにつれ、筆者は出版された研究論文の多くに重大な欠陥があるのではないかと憂慮するようになっていった。そうした論文を読んで、医師たちが新薬がその薬の本当の実力よりも有効で安全性が高いものだと信じこんでしまうのではないかと恐れたのだ」

アメリカでは、製薬会社からもらっている金額が最も多い医者は精神科医だというレポートもある。欧米では、論文やガイドライン作成などの際には、判断が個人的な利益に左右されない「利益相反」が厳しく追求されるといわれてきた。その欧米ですら、こういった結果が出たことを考えれば、すべてにおいてアメリカ追従である日本の精神科の研究者たちは言わずもがなである。

現に、「日本の精神科の研究者は製薬会社と近すぎる」と指摘する声はある。私も、医者になって間もない頃、製薬会社主催の宴会の席で、その会社の抗精神病薬の名前を連呼させられたことがある。

また、ある製薬会社の精神科薬のパンフレットを見ると、いつも同じ医師が推奨役としてコメントしている。発売当初には、SSRIは副作用の少ない安全な薬だとさんざん吹聴していた大学教授などが、まるで何事もなかったように「自殺に気をつけて慎重に飲みましょう」と、いま、手のひらを返したコメントをしているツラの皮の厚さにはあきれかえる。

製薬会社の息がかかった医者は他にもいて、無批判に新しい薬のすぐれたところばかりを繰り返し講演し、マスコミなどでも発言する。

私は営業努力をしている製薬会社以上に、その利権に乗っているだらしのない精神科医の罪はもっと重いのではないかと思う。そのような姿勢の医師に対しては、治療者からも患者からも、批判の声をあげるべきなのだ。

病気を増やすための薬研究

最近、自殺を防ぐ希望の星だったはずのSSRIについて、かえって自殺を高めるという報道がなされた。だが、実際に精神科を受診して、「死にたい」などと訴えるうつ病患者には、いまでもSSRIが多く処方される。これは、いったいどう考えればいいのだろうか？

事の発端は、一九九〇年にハーバート大学の医師たちが、「ＳＳＲＩの一種であるフルオキセチンを飲んだ患者に自殺念慮（自殺したい気持ち）が出現した」という症例を報告したことであった。それはメーカーが中心となって行なわれた調査によって否定され、一件落着した。ところが、イギリスのヒーリーという研究者が再度、独自の調査によりその危険性が高いということを改めて示したのである。さらに、二〇〇三年には、英国医薬品庁が一八歳未満の重症うつ病患者に対して先述のパロキセチンを新たに投与するのを禁止したことで、「子どもにＳＳＲＩを飲ませたら自殺する」という報道がさかんになされた。

では、現在はどうかといえば、二〇〇五年に「禁忌」から「特別な使用上の注意」に変えられ、イギリスの医療に関する調査機関「国立医療技術評価機構（ＮＩＣＥ）」は、うつ病の第一選択はやはりＳＳＲＩであるという立場をとっている。ただし、投与開始前にはプラス面とマイナス面を十分に検討するようにという条件付である。つまり、治療効果は期待できるものの、一八歳以下に関しては自殺念慮や自傷行為の生じるリスクはやはり高く、一八〜二九歳の若者の場合にも注意が必要と述べているのだ。

また、アメリカでも二〇〇四年に日本の厚労省に当たる「米国食品医薬品局（ＦＤＡ）」

が、「抗うつ薬全般には自殺の危険性がある」という「ブラック・ボックス・ワーニング」を出した。この警告は、通常、薬物に致死性の副作用がある場合のみ出されるため、このケースでは、FDAはあくまで注意を喚起するために出したといわれている。

このように、SSRIに対する見解は二転三転しているため、今後また違った見解が出てくる可能性はある。

だが、実際に自殺する人の大部分は治療を受けた経験のない人であり、大半の自殺者は抗うつ薬を飲んでいないことが、死後の血液検査の研究などでもわかっている。また自殺に走るといっても、実際に研究のなかではSSRIで直接自殺者が出たわけではなく、自殺念慮や自傷行為が増えたというだけである。そのため、SSRIの危険性については、過度に強調された側面があるというのが、最近の世界の精神医学の見解のようである。

しかし、この騒ぎのなかで、精神科薬そのものと不利なデータ隠しなどが発覚したメーカーに対するさまざまな不信が生まれたのは事実であった。

そうした製薬会社の体質について、先述のマーシャ・エンジェル医師は『ビッグ・ファーマ』のなかで次のように指摘している。

まず、製薬業はアメリカで二〇年以上、最も収益性の高い業種であること。そして、製薬大手上位一〇社の一九九〇年時点での収益に対する「マーケティング・運営管理費」

（会社によって呼び方は異なる）は、じつに三六パーセントに上り、その後の一〇年間もこの割合はほぼ同じだったこと。さらに、研究開発費は、その四割にすぎなかったということである。つまり、いい薬を開発しようという努力以上に、どうすれば薬が売れ、利益が上がるかということに力を入れているといっていいのである。

一九九〇年代半ば、アメリカの製薬会社はクリントン政権に対して働きかけを行ない、そのキャンペーンはおよそ一〇年にわたって続いた。それは、「うつ病を治して性格を変えよう」というもので、その結果各社のＳＳＲＩは大ヒットした。気軽に抗うつ薬を飲む人が増えたのである。これには、当時のゴア副大統領のティッパー夫人がうつ病だったことも関係しているといわれる。

だが、二〇〇〇年代に入ると、新たな問題が製薬会社を悩ませることになった。各社のドル箱商品であるＳＳＲＩが次々と特許切れを迎えたのだ。

抗うつ薬の特許が切れれば、他の製薬会社は、同じ効能が期待できるジェネリック医薬品（後発品）をつくることができる。そうなれば、オリジナル薬の値崩れは避けられない。

そこで、アメリカの大手製薬会社はどうしたのか？

彼らがとった戦略について、私はある大手製薬会社の日本法人のスタッフから直接話を聞いたことがある。

それによると、戦略は二つあった。まず一つは、薬の適用を広げるというもの。つまり、「うつ病だけでなく、不安障害にも効果がある」という承認を受けるのだ。そうすることで、別の新たなパテントが生まれるため、それまでの高い価格を維持できる（これは日本でも同様である）。

最近、日本でも、パニック障害や社会不安障害といった言葉を耳にすることが増えたのではないだろうか。実際、「ＳＡＤって知っていますか？」というＴＶＣＭも流れている。これは、人前で話すなどの状況で極端に緊張したり、恐怖を感じたりする病気だが、こうした新しい病気の啓蒙も、抗うつ薬としてのパテント切れに備え、別の病気の治療薬としての承認を得ようという製薬会社の戦略の一つであるといわれてもいるのだ。

そして、もう一つの戦略は、外国にうつ病を広げるというものである。つまり、「うつ病は、誰もがかかる病気」であり、「治さなくてはいけない病気」であるという認識を広げることで、国内では特許の切れた抗うつ薬も高い値段で売ることができ、外貨を稼げるのだ。うつ病の権威のある教授も、「うつ病が増えたというよりは、うつ病の基準が広がって患者が増えたのではないか」とコメントしている。

ただし、ＳＳＲＩは安い薬ではない。たしかに、うつ病自体はアジアやアフリカをはじめ世界中で増えているものの、市民に経済力があり、だれもが抗うつ薬を買える国となるとそう多くはない。そこで目をつけられたのが、経済力があり、国民が精神に不安を抱え、自殺も多い日本なのである。

現在の世界の抗うつ薬のシェアはアメリカ七〇パーセント、ヨーロッパ二〇パーセント、日本を含むアジア諸国が一〇パーセント程度といわれる。私は、いまの日本を「うつ病ブーム」と呼んでいるが、それはアメリカの製薬会社のこうした戦略によるところが大きい。

アメリカの製薬業界には、「新しいヒット薬は金鉱の発掘と同じだ」という言葉もあるという。こうしたことから、「病気を増やしているのは、じつは製薬会社だ」という批判があるのだ。

ただ、その一方で、うつ病ブームのおかげで救われた患者も少なくないし、実際自殺をせずに済んだ人も数多く存在すると思われる。だから、うつ病ブームは必ずしも悪いだけとは言い切れない、と思うのは、私が精神科医だからだろうか。

「うつ病の原因はセロトニン異常」は仮説にすぎない

アメリカのある製薬会社が、日本向けにつくっているＳＳＲＩの広告には、次のように書かれている。

「一般に、うつ病や他の精神医学的疾患は、おそらく神経伝達物質であるセロトニンの化学的不均衡が原因であり、SSRIはこの不均衡を正しい状態に戻す働きがある」

そうした薬のなかには、セロトニンの異常を「化学物質の乱れ」と呼び、薬が神経のつなぎ目（シナプス）を正常な状態に戻す様子を描いたイラストまで使っているものもある。

つまり、うつ病などの心の問題は、脳のなかのセロトニンやノルアドレナリンなどの化学物質の異常が原因であり、それを修正して病気を治すのが抗うつ薬であると主張しているのだ。実際、「家庭の医学」や医学書なども、そうした主張に沿って書かれている。

セロトニンやドーパミン、ノルアドレナリンといった神経伝達物質は、総称して「モノアミン」と呼ばれ、従来の典型的な抗うつ薬は、このモノアミンの濃度を高める働きがあると考えられてきた。これを「モノアミン仮説」といい、一九六〇年代以降、さまざまな研究者が提唱してきた。そして実際に治療効果があったことから、「うつ病の原因は伝達物質の減少である」と考えられるようになったのだ。

だが、じつはこれは仮説にすぎない。もっといえば、「それらが病気の根本的な原因であるというのは、はなはだ疑わしい」ということも、研究者のあいだでは知られるようになっていて、実際にこの仮説と矛盾する研究結果がいくつも報告されているのだ。たとえば、うつ病患者のすべてに、モノアミンの減少が見られるわけではないことが一つ。また、抗うつ薬による神経伝達物質の増加は比較的短時間で起き、神経細胞間にはセロトニンやノルアドレナリンが溢れるのだが、効果が十分に表れるまでには一〇日から二週間かかることがわかっている。つまり、モノアミンの不足が原因なら、もっと早く治療効果が出てもいいのではないかと考えられるのだ。

そもそも抗うつ薬は、原因を特定してから開発されたのではなく、たまたま効いた薬に理屈をつけているという言い方のほうが正しいのである。

そのため、一部の学者のあいだでは、モノアミン仮説を見直す必要があるという考えが広まっていて、現に、権威ある学術誌などでも、最近になってこの説に関する議論が活発になってきている。そして、抗うつ薬がうつ病に効くのは、薬がセロトニンなどの神経伝達物質に直接作用しているからではなく、脳神経細胞の新生を活発化させるからだというのが一般的な考えになりつつあるのだ。

何が言いたいのかというと、ＳＳＲＩなどの抗うつ薬にはたしかにある一定の効果があるものの、だからといって製薬会社は、セロトニンが原因だと広告などで大きく宣伝すべきではないということである。

現に、SSRIの処方情報には、薬の働きによって脳内の化学的不均衡を正常な状態に戻すとは書かれていない。それを製薬会社が、事実とは異なるイラスト入りの広告で繰り返し訴えているのは、やはり問題がある。欧米では、すでにそうした指摘が出はじめているのだ。

日本の精神科医のなかにも、「セロトニンの不足が原因でうつ病になる」などと、製薬会社の御用学者のようなことを言っている人間はいる。おそらく、そういう医師は、セロトニン不足がうつ病の原因ではないことを承知で、製薬会社の片棒を担いでいるのだろう。それも問題ではあるのだが、もっと深刻な問題は、脳内のセロトニン不足がうつ病の原因であり、抗うつ薬でセロトニンの量が増えれば、うつ病を治すことができると「本当に」信じている精神科医が大半を占めていることである。

私は日頃、他の医師との会話のなかで、必ずこの話をしてみるのだが、一〇人中八人から九人は、「え、違うんですか?」と驚く。これは大きな問題である。

考えてみれば、精神科というのは、少し前までうつ病の治療法さえ見つからなかったことからもわかるように、医学としてのレベルそのものが低かった。それが、短期間のうちに、うつ病について何もかも解明されたかのようにいわれる。そうした状況はとても危ういし、背景には、やはり欧米の製薬会社の宣伝戦略があると思われる。

ＳＳＲＩが本当に第一選択薬？

さらに、そのＳＳＲＩの効果そのものについても、欧米では疑問視する声が上がりはじめている。患者のあいだで、とても効果があるといわれ、医師も効果があると信じ込んでいたＳＳＲＩへの信頼が揺らいできているのだ。

外来のうつ病患者を対象に、ＳＳＲＩの効果を厳密に調べたところ、偽薬とあまり変わらなかった――。

そんな研究結果が『ニューイングランド・ジャーナル・オブ・メディシン』に発表され、大きな話題を呼んだ。

そもそも、うつ病に対する抗うつ薬の反応率というのは、服用した人のうちの六割から七割で、症状が半減するというのが一般的である。

一方、ただの粉などにすぎない偽薬にも、一定の割合の患者に治療効果がある。これをプラシボ効果というが、かつては三割ぐらいといわれていた割合が、最近では四割近くに上がっている。つまり、抗うつ薬と偽薬が効く人の割合はそれぞれ六割と四割で、その差が縮まってきているのだ。

ＳＳＲＩに、いままで指摘されてきたほどのパワーが、とくに軽い段階のうつ病には期待できないのはたしかなようだ。

また、すでに触れたように、患者全員が同じ抗うつ薬から治療をスタートさせ、薬に反応しない場合には別の薬で治療を行なうという研究「ＳＴＡＲ＊Ｄ」では、最初にシタロプラムというＳＳＲＩを使った場合、症状が軽減またはほぼ消えた人はわずか三割で、残りの七割近くの患者はほとんど、または十分な改善が得られなかったことがわかっている。つまり、期待された第一選択薬であっても、三分の二以上の患者は、最初のＳＳＲＩにまったく反応しなかったのである。

さらに、ＳＳＲＩの立場を苦しくしているのが、その価格である。

かつて「三環系」といわれる古いタイプの抗うつ薬があった。この薬の効果は抜群で、とても切れ味がよく、とくに重症のうつ病にはよく効くのだが、反面、便秘や口の渇き、立ちくらみなどの副作用も強い。そのため、それより効果はやや落ちるものの、副作用も少ない新薬のＳＳＲＩが、第一選択として使われるようになったという経緯がある。

日本でも、うつ病患者には最初にＳＳＲＩを使うよう推奨されているものの、処方される量は欧米よりも少ない。それは、抗うつ薬ではなく精神安定剤などを使ってしまう精神科医が多いことが関係しているのだが、逆にアメリカやイギリスでは、ＳＳＲＩを過剰に出しすぎる傾向があるのではないかと指摘されるようになっている。

そのため、イギリスを除くヨーロッパ各国、とりわけドイツの臨床では、若い患者を中心に、ＳＳＲＩを使うことには慎重で、また、いまだに三環系抗うつ薬が多く使われている傾向もある。

それは、すでに述べたように、ＳＳＲＩはかえって自殺を高める危険性があるという理由のほかに、ＳＳＲＩには「高価」という欠点があるからなのだ。

医療費のことを考えれば、ＳＳＲＩよりも効果が上で、価格も安い三環系抗うつ薬を使うのは当然である。まず、三環系抗うつ薬を処方し、それで副作用が強く出てしまう患者にはＳＳＲＩを使えばいい、という考えの精神科医もヨーロッパには多いという。たしかに、すべてのうつ病患者が高価なＳＳＲＩを飲むようになれば、その国の医療行政は大きく傾くであろうことは容易に想像がつく。日本が、薬後進国から抜け出したとしても、その先には、このような複雑な問題が待ち受けているのだ。

こうした現状を知って、読者の多くは混乱したかもしれない。うつ病が治らないのは薬が足りないのが原因かと思えば、そもそも薬の効果自体怪しいといわれ、挙句の果てには薬が自殺を高める危険性があると脅されたのだから……。

とりわけ病気で苦しんでいる人は、「いったいどうすればいいのだ！」という思いを強くしたに違いない。ＳＳＲＩが若い患者に及ぼす影響にしても、何がプラスで何がマイナスなのか、はっきり示されているわけではない。結局のところ、「半分くらいの人には、どうやら効く可能性がありそうなので、とりあえず使ってみて、いいか悪いか判断してください」というのが現状であり、それ以上は何もわかっていないということなのである。

このように、現在の精神医療の中心である薬物療法にしても、世界中のあちこちで生じたさまざまな問題は、まるでドミノ倒しのように負の連鎖を起こし、最後には、よくわかっていない精神科医を経て、何も知らされていない患者に倒れかかっているという構図が垣間見えるのである。

第8章 心理カウンセリングなんてできない精神科医

優しい医者がいい医者とは限らない

精神科というものが、他の診療科にくらべていかに危うく、曖昧で、非科学的であるかはこれまでに述べたとおりである。

非科学的であるがゆえに、医師の力量を評価する尺度も曖昧であり、患者のあいだで評判がよい医者がすぐれた医者かといえば、けっしてそうとはいえない。

たとえば、アルコール依存症の夫を、「困った人ね」と言いながら面倒を見る妻は、夫から見れば、当然いい嫁である。でも、こういう妻は、専門的には「共依存」といって依存的な患者が自立しようとするのをかえって妨げてしまうため、治療するうえではむしろマイナスである。

また、精神安定剤や睡眠薬、リタリンなどを患者の求めに応じて安易に処方する医者も、患者にすれば「自分の願いを聞いてくれるやさしい先生」だろう。だが、それが医学的に妥当かどうかは別だし、その検証はけっしてされることがない。精神科の診察はプライバシーを重視して行なわれるうえ、自分のやり方こそ正しいと考える医師がほとんどだからである。

優しい医師イコールいい医師だとは限らないことを示す最たる例が、心理カウンセリングである。

精神科に限らず、患者が医師を褒める表現として、「あの先生は私の話をよく聞いてくれる」というものがある。たしかに、ろくに話を聞いてくれない医師は論外だし、かかりたくもないが、精神科の場合、医師がよく話を聞いてくれるから治るかというと、そうではない。何年にもわたってカウンセリングを受けているのに、一向によくならない患者はいくらでもいるのだ。

優しく話を聞いてくれるものの、役に立つアドバイスができなければ、それは効果的なカウンセリングとは言い難い。いくら優しくても、治療効果が上がらないような医師は、本当の意味で優しいとはいえないのだ。

教師にしても、いい先生と、教え方のうまい先生は別ではないだろうか。

もちろん、学校は勉強をするだけの場所ではないと考えれば、教えるのが下手な教師も、勉強のできない生徒を慰め、やる気にさせられるという点で存在価値はあるし、いい先生といえなくもない。

でも、教える場所が塾や予備校である場合、何よりも教師には教える技術が求められる。医師も同じで、要は病気を治療してなんぼであって、たとえ治療に不確定要因の多い精神科医療においても、治せない医師やカウンセラーは、治療が一義的な目的である病院では存在理由を問われてしまうのだ。

治せるはずの病気を治せない治療者というのは、自分自身も浪人中の身で、どうすれば大学に受かるかもわからないのに、生徒に教えている予備校講師のようなものである。そういう先生にズルズル引きずられる生徒＝患者は、治らなくても無理はないだろう。そんな場合には、やはり先生を替える必要がある。

じつは、日本の大半のカウンセリングは、ただ話を聞くだけといってよい。「カウンセラーは、アドバイスをしてはいけない」と信じているカウンセラーは少なくないし、実際、そう患者に話すカウンセラーを、私は何人も知っている。

たしかに、話を聞いてもらうだけでガス抜きができて、気持ちが楽になることはある。カウンセラーに愚痴を言ったり、話を聞いてもらったりすることで、自分のペースが取り戻せたなら、そういったカウンセリングには十分に意味があるといえるだろう。

だが、なかには話を聞いてもらうだけでは気持ちが楽にならない場合もある。とくに精神疾患にかかると、不安や怒りなどの感情が高まりすぎて冷静に考えることができない。そうした感情の高ぶりが原因で、正常な心理状態であれば言わないことを言ってしまったり、暴力などの突飛な行動になって出てしまったりするのだ。

そういう患者をカウンセリングで治そうと思うなら、欧米の医師やカウンセラーのように、患者の考え方や行動に積極的に「介入」することが欠かせない。

たとえば、なぜそう考えるのか、どうしたら考えを変えられるのかといった質問をして、時には患者を現実に直面化させながら、本人が変わるためのサポートをしなくてはいけないのだ。

クオリティコントロールがない日本

日本ではいま、認知療法（一〇四ページ参照）がブームとも呼べるほどの盛り上がりを見せている。認知療法でうつ病がよくなると多くの人が信じ、それを本を読んで勉強しようとする。そのため書店には認知療法に基づいたメンタルヘルス関連の本が数多く並び、売れ行きも好調である。

それは、カウンセラーやカウンセリングをしている精神科医たちが、認知療法を非常に上手に宣伝してきたからだといえるのだが、では、実際に彼らが行なっているカウンセリングが効果を上げているかというと、かなり怪しい。

事実、私の勧める病院に来る患者のなかにも、「認知療法は受けたけれど、うつ病はよくならなかった」「受けてもあまり意味がなかった」と不満を口にする人も少なくないのだ。

そもそも日本では、認知療法によるカウンセリングには、健康保険が適用されない。医師がカウンセリングをやっているとしたら、それはほとんどボランティアでやっているにすぎないのだ。それに現在、日本にある心理カウンセラーという資格は、あくまで在野の資格であり、カウンセラーという職業が、国家資格化されていないのも、先進国では日本だけである。それが、カウンセラーの質や技能に大きなバラつきを生んでしまっている。こうしたカウンセリング軽視の政策が、精神障害の治療において、精神安定剤や睡眠薬が安易に使われる状況を生んでいるといえるだろう。

また、認知療法では一回の治療に際して、ある程度まとまった時間が必要になる。そのため、五分とか一〇分しか治療時間がとれないことが多い日本の精神科では、医師がこの療法を使いたくても使えないのが実情なのだ。

そして、日本で認知療法によるカウンセリングに治療効果が期待できない最大の理由が、すでに述べたように、それが正式な認知療法ではないケースが多いことである。

たしかに最近では、病院でもカウンセリングという言葉は一般的になり、「認知療法が受けられます」と謳っている病院も増えてきてはいる。だが、実際に行なわれているのは、認知療法のなかの「コラム表」というものを使用した治療だけだったりするなど、正式な認知療法を取り入れている施設はごく少数であろう。それは、正式な認知療法をマスターしている治療者が、日本にはまだ少ないからである。いま日本で行なわれている「ものの見方」を変える治療というのは、「認知療法的」ではあっても、認知療法そのものではない。

そもそも正式な認知療法というのは完全にマニュアル化されている。だから、本物の認知療法というものは、治療者が勝手に工夫しすぎることは許されない。そのためアメリカでは、正しい方法で治療が行なわれているかをチェックする機関がいくつかあり、その総本山的な存在が、認知療法の創始者であるアーロン・ベック博士が設立した「ベック・インスティテュート」である。

そこでは、認知療法に関する最新の研究を行なうと同時に、認知療法を正しく実践するためのチェックポイントをつくって点数化し、精神科医を対象に、認知療法のスペシャリストとしてふさわしいかどうかの審査をしている。

日本で心理カウンセラーになるには、筆記試験と面接を受ければ済む。だが、アメリカでは実技をチェックされ、たとえば、実践性があると認められなければ認知療法家として認証されないのである。

そのため、認知療法を習得しようとする医師たちは、自分がカウンセリングによって認知療法を実践する様子を撮影したビデオやDVDをこうした機関に送り、認知療法のエキスパートによるスーパーバイズを受け、その治療法にお墨付きをもらう仕組みになっている。そうした事実は、アメリカ人研究者の論文を読めば一目瞭然であり、医療雑誌の記事にも書かれていることである。

ところが日本では、薬の研究と同様、カウンセリングの研究でも、治療者と評価者が同一人物だったりする。これは、ボクシングの試合で、選手の所属ジムの人間がレフェリーをやっているようなもので、正当な評価などできるはずがないのである。

日本のカウンセリングの現状がいかに不完全なものであるかを示す例として、「スキーマ」の研究がある。

認知療法では、表面上の浅い認知（考え方）の歪みを修正することが大事ではあるものの、それを繰り返しながら、そうした認知を生み出す根幹部分に対処するのが最終的なゴールだといわれる。これは、認知療法の創始者であるベックの主張である。つまり、火を消すことは大事だが、やはり火を出さないことのほうがより重要だということである。

これを「スキーマ介入」というが、日本で認知療法の第一人者と呼ばれる人たちのほとんどはこれに関するノウハウをもっていない。

アメリカの認知療法に関する本の翻訳をしたり、ＤＶＤをつくったりしている研究者でも、スキーマ介入については触れたがらない。そういう人のワークショップに参加しても、「スキーマ介入は応用編ですから」といって、うやむやにされてしまうのである。それは専門家同士の学会などでも同様である。

実際、日本の認知療法はスキーマ介入をないがしろにしている、と海外では指摘されているし、海外留学から帰国した日本人医師やカウンセラーのなかにも、その点を批判する医師は多い。

カウンセリングで効果を上げるには、やはり本場の認知療法と同様、そのクオリティをコントロールする仕組みが欠かせないのだ。

認知療法はうつ病に効かない？

それほど日本で人気のある認知療法だが、じつは本場のアメリカでは、その効果に疑問符がつくような事態になっている。

これまで欧米では、うつ病には、認知療法や行動療法（もしくは両者を併用した認知行動療法）、対人関係療法といった精神療法が効果的であるといわれてきた。

なかでも認知行動療法は、軽度のうつ病に対して抗うつ薬に負けないぐらいの効果があると考えられてきたのだが、じつは、最近になってあまり効きがよくない、とくに重症のうつ病にはほとんど効果がないという指摘があるのだ。

たしかに、多くの研究をまとめて大規模解析すると、うつ病に認知行動療法はそれなりに効果があると、一応出ている。だが、それももう少しきちんと条件設定をしないと、はっきりとは言い切れないのではないかという発表が、『アメリカン・ジャーナル・オブ・サイキアトリー』（二〇〇三年五月号）に出ているくらいなのだ。

とくに専門家によると、TDCRP（うつ病治療共同研究プログラム）やTADS（成人うつ病研究）という米国NIMH（国立精神衛生研究所）が中心となった、信頼性の高い重要な二つの大規模な研究で、認知行動療法は大うつ病に対する効果に関しては、どうやら偽薬と変わらないことがわかったという。つまり、うつ病に対して、認知行動療法が抗うつ薬と同じくらいのパワーを発揮するというのは、どうやら相当怪しげだったというのである。

あくまで効果として認められたのは、抗うつ薬と併用することによる相乗効果と、薬しか飲まない場合とくらべて、服用をやめたあとの再発率を下げるのではないかということで、これがいまのところのうつ病に対する認知行動療法への評価なのである。

このニュースには、精神医療に携わる人間、とくに最新の精神療法を信じている医師やカウンセラーは愕然とした。私自身、これを知ったときにはとても大きなショックを受けた。もっとも、日本の専門家はまだよく知らないようだが。

また、すでに触れた「ＳＴＡＲ＊Ｄ」は、うつ病患者を対象に、どの薬が有効なのかをステップを踏んで調べる研究だが、ここでも認知療法に対する評価は低いものになった。

この研究では、最初に抗うつ薬のＳＳＲＩを使い、それが効かなければ違う薬の治験を進めていく。そして、第二段階以降では、患者に対して無作為に他の薬が使われるのだが、それ以外に、希望者にはオプションとして、薬に加えて認知療法も治療手段として選択できるようにした。

実験前には、認知療法を選ぶ人はかなり多いだろうと予想されていた。ところがフタを開けてみると、認知療法を選んだ患者はわずか一割しかいなかったのである。

この例からもわかるように、アメリカ人は、認知療法というものが、日本で宣伝されているような「薬に代わる治療」ではないと認識しているようだ。

以前、アメリカでソーシャルワークについて学び、日本に帰国後はうつ病患者を対象にした患者会をつくって活動している人が、こんな話をしていた。

「アメリカにいるときに感じたのですが、認知療法はエステのようなものです。やればたしかに肌はきれいになるけれど、料金が高いため、気軽にはできない。ないよりはあったほうがいい程度の存在なんです。だから、認知療法をカバーする医療保険なんてほとんどありません」

アメリカでは認知療法が日本ほど人気がないという話は、以前、神戸で行なわれた世界社会精神医学会で、とある米国の患者団体のメンバーの講演でも聞いたことがある。

不人気の最大の理由は、治療そのものの欠陥というより、やはりコストの高さにあり、アメリカの民間医療保険である「HMO（健康維持機構）」では、大半のケースで認知療法は保険適用にならないといわれている。そのため、自身でカウンセリングを受けるのは、だいたいが経済的余裕のある白人かインテリの有色人種のみだというのだ。

日本でも、それなりの水準のカウンセリングを受けるには、一回一万円前後が相場といわれ、患者の多くは「それなら結構です」とあきらめる傾向があるが、アメリカでは、標準的な認知療法を受けようとすると、料金は日本の数倍、しかもそれを最低一〇回（標準は一二～一五回）は受けないと効果が期待できないと指摘されている。

これは、うつ状態で、経済的にも不安が高まっている人にはかなり厳しい出費だろう。「金持ちのエステ感覚」という指摘もうなずける。

このように、認知療法単独では、うつ病、さらには躁うつ病に対しては薬にくらべてパワーが不十分で、必ずしも高い効果が期待できないことがわかってきている。

ただし、先ほどの「ＳＴＡＲ＊Ｄ」によると、第二段階以降で認知療法を選んだ一割の患者に関しては、うつ病を治したいという高いモチベーションをもっていることもあり、認知療法が効果を発揮することがわかっている。つまり、認知療法はまったく効果がないわけではないのだ。

そして、認知療法と行動療法を組み合せた「認知行動療法」が、パニック障害などの不安障害の治療に高い効果を発揮することもわかってきた。

行動療法をひと言で説明すると、行動面での歪みを修正することで、考え方も現実に適応できるように変わっていくというもので、認知行動療法は、認知と行動の両面から、症状を改善させようというものである。

たとえば、認知行動療法でうつ病を治すには、一五回のカウンセリングが必要だといわれるが、パニック障害に対しては、五回でも十分効果が期待できるという研究も出てきているのだ。

そのため、ＰＴＳＤや強迫性障害、社会不安障害など、不安障害に含まれる症状に対しては、認知行動療法のほうが薬よりも効果が上であると考えられていて、これはイギリスやアメリカでは常識になりつつある。

それに、この認知行動療法は、自分で勉強するだけでも、不安障害の症状にかなりの効果があるという報告もある。

うつ病の患者が認知行動療法だけを自分でやろうとしても、なかなかうまくできずに挫折してしまうケースが多いのに対して、不安障害の症状には、上手にやれば自分一人でもうまくできることが多いというのである。

事実、私は不安障害の患者と接していて、満員電車に乗るなど、それまでできなかった行動が実行できて少し自信がつくと、そこから先は自分の力でどんどんよくなっていくことが多いと感じる。

認知行動療法が日本でも正しい手法で行なわれるようになれば、薬との相乗効果や再発予防においては、うつ病患者の大きな助けになるだろうし、不安障害や他の疾患に悩む患者もたくさん救うことができるはずである。

無視される対人関係療法

アメリカで、認知行動療法と同じぐらいの効果があることが証明され、国が作成したガイドラインにも掲載されているのが、対人関係療法である。

現代人のストレスの多くは、人間関係が関与しており、それが昂じて精神疾患になる人は多い。そのため、カウンセリングによって人間関係の歪みを修正し、症状を改善させようというのが対人関係療法の基本的な考え方である。

アメリカの消費者向けガイドラインなどを読むと、認知行動療法よりも、対人関係療法のほうが先に推奨されているものもあるほどである。

それほど対人関係療法には強い効果が期待できるにもかかわらず、日本ではまったくといっていいほど注目されていないし、実際、臨床に生かそうとしている医師はほとんどいない。これは、患者にとっては大きな損失である。

また、すでに述べたように、重症のうつ病では、認知行動療法の治療効果が偽薬（プラシーボ）とほとんど差がないという調査結果がアメリカで発表されていて、症状が重くなればなるほど抗うつ薬のほうが効果は高まるといわれている。だが、精神療法に限って見た場合、対人関係療法のほうが認知行動療法よりも効果が高いこともアメリカのＮＩＭＨ（国立精神衛生研究所）の臨床試験などでわかっているのだ。

にもかかわらず、日本では、認知行動療法だけが効くというような風潮が見られる。

なぜか？　それには、認知行動療法（のようなもの）を勉強した医師やカウンセラーが、認知行動療法とともに自分を売り出そうとしている事情もあるのだが、それよりも大きな理由は、対人関係療法が、うつ病に対して効果があることを、日本のほとんどの精神科医が知らないのである。これは最近の国内の調査からも明らかになっている。

一つの治療法だけが喧伝されるのは、海外からの情報が偏って入ってきている証しであり、やはりこの点からも、日本での精神障害の治療がシステマティックに行なわれていないことがわかるだろう。

製薬会社をはじめ、薬の効果を重視し、その効果ばかり過剰に宣伝している人たちにしても、やはり認知行動療法と並ぶ精神療法である対人関係療法も、治療の選択肢として示してあげるのが、患者に対するフェアな態度といえる。

対人関係療法以外にも、たとえばポイントを絞った短期精神分析という治療法などは、人格障害などを抱えるうつ病患者の三割には効果があることもわかっているのだが、日本では、「精神分析はまったく効果が期待できない」という極端な評価がされている。いまアメリカで注目を集めつつある家族療法という治療法も、日本での注目度はまだ高くない。

こうした情報不足の結果、不利益を被るのは、やはり患者なのである。

第9章　精神科医に頼らずにできること

——精神医療の未来

患者全員が病院にかかれば医療費はパンクする

日本において、精神障害が治らないのは、医療行政のまずさや病院経営の姿勢、さらに医師の個人的な資質や技量など、さまざまな原因が絡み合った結果だといえよう。それは間違いないし、解決しなければならないのは無論だが、それを待っているだけでは、病気の苦しみから抜け出すのに時間がかかる。精神医療に限界が見えるなか、患者個人のレベルでできることはないのか、どうすれば早く治すことができるかを考えることも重要だと思われる。

加えて、これまでに触れたような問題は解決法が見えたとしても、もう一つ根本的な問題が残っていることも忘れてはならない。

それは、日本の精神科で、一人当たりにかけられる医療費がすでに限界に近づいているということだ。

近年、日本ではうつ病に苦しむ人が増えているが、日本にいるうつ病の患者のうち、精神科に通院しているのは、わずか五分の一にすぎないといわれる。つまり、うつ病患者の五人に四人はきちんと治療を受けていないのだ。しかも、ヨーロッパでの研究を見るかぎり、治療を受けている人のうち、薬の投与などの的確な治療まで受けている人数となると、七分の一程度にまで減るのではないかと推測されている。日本ではそれよりよいという根拠もないであろう。

では、うつ病に悩む人全員が精神科を受診し、抗うつ薬を飲んだり、将来カウンセリングが医療保険化され、それを受けたりしたらどうなるか？

日本の医療費は間違いなくパンクするだろう。それに、そもそも現時点で医者が足りないのだから、増える患者を診られるわけがない。いまはまだ精神科に偏見があり、患者全員が病院で受診していないから、診療時間も何とか三分確保できているのであって、これ以上患者が増えれば対応しきれない。それこそ「三〇秒診療」になってしまう。にもかかわらず、国は「うつ病は、早めに病院で受診しましょう」と言っている。これは明らかに無理がある。

そもそも日本の医療政策では、平等性が重視される。厚生労働省が認知療法などのカウンセリングを保険化できない懸念材料の一つは、地域格差が生じ、不公平感が出るのを恐れているからである。この話を私は厚生労働省のある人から聞いた。

それに加えて、医師やカウンセラーなど治療者間のクオリティの差も問題である。何度も述べているように、日本には、治療者を教育するためのシステムが整備されていないし、スーパーバイズする仕組みもないため、能力のバラつきは欧米以上にひどい。たとえ教育や認定の仕組みをつくったとしても、過渡期には、地域格差対策として、カウンセラーであればどんなにスキルが低くても保険を適用せざるをえないといった問題も出てくるだろう。

そんな日本とは正反対の政策をとっているのがアメリカである。

二〇〇七年、「テロより怖い、医療問題」というキャッチフレーズのドキュメンタリー映画『Sicko（シッコ）』（マイケル・ムーア監督）が公開され話題を呼んだ。映画に描かれていたように、アメリカの医療政策は、貧困層を切り捨てているといってよい。全国民を対象にした公的な国民皆保険制度を採用していないために、国民の多くは民間保険に入らなくてはならない。だが、経済的に余裕のない人々は保険に入ることができず（その割合は国民全体の一五パーセントといわれる）、治療にかかる費用はすべて自己負担しなくてはならない。病院に行っても、医療保険に入っていないことがわかると門前払いを食わされる。

また、日本は世界でも珍しいフリーアクセス医療（原則として、誰でもどの医療施設、医師にでもかかることができる）の国であるのに対して、外国の多くは、最初に家庭医にかかることが義務づけられているうえ、アメリカでは予約診療が基本である。しかも、診療前に保険会社に電話して許可を得なければならず、長時間にわたって事情を細かく聞かれているうちに、イライラした患者は受診をあきらめてしまう、といったケースも少なくないという。

私の知人で、アメリカに留学していた医師は、「アメリカの憲法には、〝健康で文化的な最低限の生活を国民に保障する〟と書かれていない」と冗談交じりに話していた。つまり、健康は金で買うもので、金がなければ命を落としても仕方ない、お金がないお前が悪いのだ、と。

だが日本人は、アメリカのような弱者切り捨ての政策には納得しないに違いない。高齢化が進み、経済力のない老人が病院にかかれないケースが増えたとしても、「それは自己責任である」という方針を露骨に進めれば、その政権は長続きしないだろう。これは、ヨーロッパ各国も同様で、社民主義的な風土では「金持ちだけ助かればいい」という考え方はやはり許されない。

そのヨーロッパでも、精神医療にもコスト・エフェクティブネス（費用対効果）という考えが持ち込まれ、病気の再発予防など、いかに医療費をかけずに治すかという方向に進んでいる。

精神科は、他の診療科と違って、しっかりとした治療戦略を立てないため、時間とお金を浪費しがちだといわれるが、もはやそれは許されない。ヨーロッパ以上に高齢化が急速に進む日本は、同じ方向を目指していくことになるだろう。

可能性が広がる電気痙攣療法

効率よく精神疾患を治療し、医療費を節減できる可能性があるものとして、欧米ではさまざまな新しい治療法が考案されていて、それらは、これから日本も参考になるかもしれないので、ここで紹介する。

そのなかの一つが、世界で注目を集めている「電気痙攣《けいれん》療法」である。左右のこめかみに電極をつけて電気を通し、痙攣させるというこの療法は、漫画や映画の世界だけのものと思うかもしれない。だが実際には、どこの精神科でも日常的に行なわれている治療で、世界の多くの国の治療ガイドラインにも載っている。

電気痙攣療法は、最も効果が高いうえに、いちばん副作用が少なくて済むことから、最強の治療法といわれる。

たとえば、妊婦の精神障害患者には、この電気治療がいちばん安全であり、これも世界各国のガイドラインに示されている。意外かもしれないが、薬よりも電気のほうが胎児には安全なのだ。また、九〇歳以上の高齢者の場合も、薬を使うと副作用ばかり出てしまうため、電気治療のほうが安全である。つまり、「妊婦と九〇歳以上の老人には電気治療」というのが世界の常識なのである。

電気治療の対象になるのは、統合失調症や躁状態、うつ状態、強迫症状などで、とくに、人格障害において、うつ（落ち込み）状態や焦燥がひどいような場合でも、電気治療を施すことで、人格は変わらないものの、落ち込み自体はかなり改善するといわれている。そのほか、パーキンソン病などの神経内科の病気にも効くことがわかっているが、なぜ、電気による刺激が症状に効くのかというメカニズムについては、まだ解明されていない。ただ、電気をかけることで、脳のなかで神経細胞が新しく生まれたときに出るＢＤＮＦ（脳由来神経栄養因子）といった物質が増え、それが神経新生を促進しているのではないかという仮説はある。

このように、電気治療は強力な治療法ではあるのだが、すべての精神疾患の患者に使うわけにはいかないのが現状である。なぜなら、この療法は、現在は倫理面や安全性の観点から、患者を入院させ、手術室で麻酔をかけるなどするため、他の治療法にくらべ医療費がかかるからである（ただし、「一時的に」である可能性もある）。

この療法の場合、たしかに病院にすれば診療報酬を稼げるため利益は増える。だが、治療費の大部分を負担する国、それに患者には経済的な負担になる。国にすれば、外来で来て、さっと診察をして薬を出すほうが医療費はかからないで済む。

また、電気治療は、難治性の患者でもおよそ八割の患者に効き、効果もすぐに表れるものの、その効果は数カ月しか続かないという欠点もある。つまり、再発率が高いのだ。それでは患者はかえって気の毒だろう。つらい症状がだんだんよくなっていくのではなく、一気によくなるのは、喜びが大きい分、悪くなったときのショックも大きいからだ。これは、せっかくお金持ちになって贅沢を覚えたのに、いきなり全財産を失うようなものだろう。

それに、うつ病は一度治療すれば再発しないという単純な病気ではない。一度うつ病になると、たとえば一年以内に約五〇パーセントが再発するなど、症状が悪くなりやすい癖がついてしまうため、再発させないためには注意と工夫が必要になるのだ。

そうしたデメリットもある電気痙攣療法が、なぜ医療費を減らすことになるのか？キーワードは、「再発防止」である。

電気療法で一度は症状が回復した患者が、病気を再発させてしまうのは、電気治療のあとの対処法がわかっていないことが要因だといえる。したがって、電気治療のあとに、薬を含めた他の方法でコンディションのいい状態をキープできれば、再発率は抑えられるし、長い目で見れば患者一人当たりの医療費は下げられる可能性がある。

そのため今後は、電気痙攣治療のあとに薬や精神療法をどう組み合せるかという治療のマネジメント研究が欠かせない。そして、電気痙攣療法で回復した患者が再発しないための薬の開発も進めることが大事になる。

また、電気痙攣療法に関しては、うつ病などの再発リスクを減らすために、いかに手軽に、具体的には、日帰りでもできるようにするかに期待が集まっている。

二〇〇七年のアメリカ精神医学会では、新たに四つの物理的刺激療法が注目を集めていた。それらは、たとえばペースメーカーのように、手術で前胸部に刺激装置を埋め込み、脳に電極を埋め込んで、電流によって刺激を与えていく脳深部刺激療法（ＤＢＳ）などである。なかには、すでに一般に売り出され、神経内科の疾患などには保険が適用されるものもある。それらは、通常の電気痙攣療法にくらべて記憶が失われるなどの副作用も少ないという。

手術でこれら機械を埋め込む場合、製品によっては一万五〇〇〇ドルかかるものもあるそうだが、何十年ものあいだ、だらだらと薬を飲んでいるよりは、こちらのほうが経済的にも、精神衛生的にもいいのではないかという考え方もある。

また、これもアメリカ精神医学会の最近の新聞に出ていたのだが、同じ薬を使うにしても、うつがひどくて仕事もできないような状態で長々と薬の調整に時間を使ってコンディションを上げようとするよりは、まず電気治療でいったんよくなった状態から〝失速〟させないことに薬を使ったほうが、患者の全体のＱＯＬは上がるのではないかという考え方もある。

ＤＢＳなどにしても、一生体のなかに入れておかなくてはならないという事情はあるにしても、少なくとも効果がもしあるのなら、この機械によって助かる人は増えるはずである。手術のリスクなど問題はまだまだ山積みではあるが、それが事実だとしたら、うつ病が完治しにくい病気であることを考えても、日本でも電気痙攣療法がより注目を浴びる日が来るかもしれない。

セルフヘルプとしてのサプリメント

すでに述べたように、日本の精神医療の現場では、ソーシャルワーカーやカウンセラーが絶対的に不足している。だが、患者全員にソーシャルワーカーをつけるのは現実的には難しいし、カウンセラーにしても、国家資格にすれば保険診療になり、ますます医療費は高騰する。

とはいえ、現状のまま、患者や現場のスタッフにしわ寄せがいっていいはずがない。となると、先進医療はそもそも福祉という枠のなかでは成り立たないのではないかという考え方さえも出てくる。

そうした難問の解決策として期待されているのが、サプリメントや読書療法、インターネット精神療法といったセルフヘルプなのである。

日本では、セルフヘルプという言葉を使う医師はほとんどいないが、外国の学会では、この一、二年でセルフヘルプがキーワードになっている。とりわけヨーロッパ各国はセルフヘルプの推進に熱心だが、そうした方針を取るようになったのは、やはり医療費が限界に近づいていて、セルフヘルプに節減効果があることがわかってきたからである。

精神疾患にかかった人が、薬を飲む前に手軽に試せるセルフヘルプの筆頭が、サプリメント（栄養補助食品）である。

「精神疾患にサプリメントが効くのか？」

そんな疑問をもつ向きは多いかもしれない。だが、サプリメントは、世界の主要国の治療ガイドラインでも精神障害の治療方法としてすでに推奨されてきている。

なかでも、抗うつ薬に負けないくらいの効果が証明されているのが、セントジョーンズワート（セイヨウオトギリソウ）である。

ハーブの一種であるセントジョーンズワートは、ヨーロッパではドイツを中心に長年、心の病気の治療に使われていて、とりわけうつ病には、症状が軽ければ抗うつ薬と同じ程度の治療効果があることがわかっている。そのため、ヨーロッパでは、多くの人が精神科にかかる前に、自身でセントジョーンズワートのサプリメントを使っていて、売り上げも急激に伸びている。その売上額は年間六〇億ドル、アメリカでも十数億ドルという額に上っている。

また、ビタミンB群の一種で、レバーや納豆などに多く含まれる「葉酸」は、〝ビタミンM〟とも呼ばれ、メンタルによい影響をもたらすことがわかっている。葉酸は、抗うつ薬の効果を高めることも知られていて、抗うつ薬への反応が悪い患者が、葉酸を一緒に摂取することで、六〇パーセント程度だった反応率が、九〇パーセント程度にまで向上したという研究データもある。

このように、葉酸をはじめとするビタミンB群は神経系に非常に大きな影響を与えているため、落ち込みや不安が強く、精神的に不安定な人が、予防的にビタミンB群を摂るのは有効だと考えられている。

ほかにも、抗精神病薬による副作用のうち、首が曲がったりする「遅発性ジスキネジア」という重い症状には、ビタミンEがかなり効果を発揮することが発表されているし、ある製薬会社の抗うつ薬のパンフレットには「バナナを食べよう」というコピーが掲載されている。

これは、薬と一緒にバナナを食べることで、バナナに多く含まれるトリプトファンという物質がセロトニンの材料になるという根拠に基づいたものである。事実、イギリスで最も有名な精神科病院であるモーズレー病院が作成し、精神科薬の世界的なバイブルといわれる「英国モーズレー病院処方ガイドライン」にも、トリプトファンはうつ病に対してきわめて効果的であると書かれている。

そのほか、ＥＰＡ（エイコサペンタエン酸）やＤＨＡ（ドコサヘキサエン酸）といったオメガ三脂肪酸も、欧米ではメンタル用のサプリメントとして一般的に使われている。最近では、難治性の躁うつ病や統合失調症の発症予防効果も米国の大規模調査などで認められてきているのだ。

だが、日本では、医師ですらこうした情報を知らないことが多い。医師が知らないくらいだから、一般の人がセルフヘルプとして使っているケースは少ないだろう。

それに、セントジョーンズワートなどのハーブにしても、他の薬剤との相互作用に注意が必要になるし、トリプトファンなど、摂取量や抗うつ薬との併用による副作用などに十分気をつけないといけないものも少なくない。

そのため、精神科医は、サプリや食について正しい知識を身につけ、一日でも早く患者に指導できるようにしなくてはならない。そうすることは、医療費を下げることになるだけでなく、患者の自主的な治療へのモチベーションを高め、ひいては臨床現場のスタッフの負担を少しでも減らすことにもつながるはずである。

費用対効果の高い読書療法

国としてセルフヘルプに力を入れているヨーロッパのなかでも、セルフヘルプ先進国といえるのがイギリスである。イギリスも、日本と同様、きちんと病院で受診しているうつ病の患者は全体の五分の一にすぎないことが調査からわかっている。

医療費の抑制に取り組むイギリスでは、患者はすべて病院で診てもらうのではなく、自分でできることは自分でやることが大事であるということを、国が政策としてすでに打ち出している。精神科に関しても、ガイドラインのなかで、軽いうつ程度であれば、すぐ病院に行く前に友人と一緒に買い物や散歩を楽しむことを推奨するなど、セルフヘルプを重視している。それは、精神疾患が身体などの病気にくらべ、自分で治せる可能性がまだ残されているという理由による。

アメリカも、予防医療には力を入れはじめている。その一例がメタボリック症候群の防止だが、なぜ取り組んでいるかといえば、やはり医療費を下げるためである（一部の国民に適用される公的保険はアメリカにもある）。ただ、精神医療におけるセルフヘルプへの取り組みという点では、イギリスはアメリカを大きくリードしている。

精神医療における費用対効果を高めるために、イギリスの保険医療制度「国民保健サービス（ＮＨＳ）」が提唱しているのが、段階的治療という考え方である。

そこでは、次の順序で治療することを提案している。

セルフヘルプ　→　グループ療法　→　個人療法
（読書療法、ＣＤ‐ＲＯＭ教材）　（薬物療法、個人カウンセリング）

最も費用がかかるのは、当然、医療施設で行なわれる個人療法だとして、その前の段階で推奨されているのがグループ療法である。

現に欧米では、患者同士がグループをつくり、ときには医師やカウンセラーを招いて認知行動療法のレッスンを受けるグループ療法がさかんに行なわれている。

カウンセリングは料金が高くて受けられない、けれど本を読むだけではちょっと心許ない。そんな境遇にある人たちが集まり、集団認知行動療法や病気の勉強することには、軽度から中等度の症状であれば、一定の治療効果が期待できると研究されている。

対象となる病気は、過食症やアルコール依存症など治療の難しいものも知られている。日本でも同様の形態のグループ治療は試みられているものの、一般的にはまだ欧米のほうが、最先端の文献を参照するなど、正しい知識を身につけようという傾向が強いといわれる。

グループセラピーのメリットは、やはりコストの安さである。患者同士であれば当然お金はかからないし、専門家などをゲストに呼んだときにも一人当たりの負担は割安で済むからだ。また、治療に必要な現実的な知識に加え、互いの仲間意識が支え合いの勇気を生むともいわれている。

そして、この療法よりもさらに費用対効果が高いのがセルフヘルプであり、その一つが読書療法と呼ばれるものである。

アメリカとイギリスには、認知療法のマニュアル本と、薬（偽薬を含む）による治療効果を比較した調査が二〇〇五年の段階で一一もある。

調査対象になった本の一つは、アメリカの『FEELING GOOD』という本で、これは『いやな気分よ、さようなら』（星和書店）というタイトルで日本語版も出版されている。

もう一つは『Managing anxiety and depression』というイギリスの本で、それぞれに調査が行なわれている。その結果、読書療法は、軽度から中等度のうつ病であれば治療効果が期待できることが、一一の調査のすべてで明らかになったのである。

読書療法でどんな本を選べばよいか。その基準は、どれだけ気持ちが楽になるか、そして症状が改善するかである。そのため、たとえば、聖書を読んで楽になれるのであれば、それも治療効果があるといえるし、自己啓発の本を読んで元気になれるなら、それはそれでいいのだ。

だが、なかには患者をおかしな方向に導く有害な情報もある。それに、限りある時間を有効に使い、症状を悪化させないためにも、薬に代わるものとしては、やはり医療効果が検証され、治療効果を高めるといわれる認知療法などの本を読むべきだろう。

日本でも、認知療法の入門用にわかりやすく書かれた本が出版されている。ただ、そうした本は、正式な認知療法を紹介しているとは限らず、すべてが認知療法の読書療法にすぐ使えるマニュアルとは言い難い。それに、どれだけ治療効果があるかという実証的検証も行なわれていない点もこれからの課題であろう。

また、翻訳本にしても、内容はかなり役に立つとは思うものの、日本語に翻訳するとどうしても硬くなってしまうようで、私は実際に読んだ患者数人から、「読みにくい」という評判を聞いたことがある。

先述の『いやな気分よ、さようなら』も、アメリカ版は、小学生にも読めるほどわかりやすいと評価されているのに対し、日本語翻訳版は、分厚いうえに日本語訳自体も小学生が読めるとは言い難い。これらの本に限らず、訳の問題は、日本の精神医療の本が抱えている壁といえる。

当然、日本語で直接書いたほうがわかりやすいし、多くの人に内容が伝わるはずで、その意味でも、日本の治療者には一日も早く正しい認知療法をマスターすることが急務だろう。

コンピュータ療法が進むイギリス

セルフヘルプ先進国のイギリスが、近年、最も力を入れているのがインターネット精神療法である。

前出の「英国モーズレー病院処方ガイドライン」には、すでに二〇〇一年の段階で、不安障害の第一選択は、薬物療法ではなく、より効果の高い認知行動療法であり、オプションとしてはコンピュータか、セルフヘルプマニュアル（読書療法）を使ってもよいと記載されていた。

イギリスの医療に関する調査機関「国立医療技術評価機構（NICE）」も、そのホームページで、うつ病や不安障害の第一選択に「コンピュータライズドCBT（Cognitive Behavior Therapy＝認知行動療法）」（以下、CCBT）を政府として推奨していくことを謳っている。先述の国民保健サービス（NHS）も、二〇〇二年に委員会をつくり、CCBTをうつ病や不安障害の第一選択にしてはどうかという見解を出している。

CCBTは、CD‐ROMとして売られているソフトに、自分の思考やデータを書き込むと、それが集約、分析され、思考の傾向やうつの度合いが点数化されて表示されるというもの。中学生以上であれば利用できるよう、動画や漫画のキャラクターなどを使ってわかりやすくつくられているものもある。本の場合、一方通行であるのに対して、コンピュータを使ったこの方法はインタラクティブであるのも特徴である。

NICEのホームページには、二〇〇六年二月時点で、国のガイドラインとして、CCBTの商品名とその開発メーカーが紹介されている。有名なものとしては、「ビーティング・ザ・ブルーズ」や「COP」「オーバーカミング・ディプレッション」といったソフトがある。

それと同時に、一四の研究結果も公表されている。それらによると、CCBTはうつ病やパニック障害の広場恐怖、社会不安障害などに、きわめて高い効果が期待できる。OCD（強迫性障害）についても、まだエビデンスが不十分ではあるものの、同様の効果が期待でき、さらに過食症やギャンブル依存に対する治療効果にも期待が高まっている。

このように、イギリスが政府としてコンピュータ精神療法に積極的なのは、すでに述べたように、多くの人を公平に診ることが理念として求められているからである。そのためには、医療費を抑える必要があり、それを実行するうえでセルフヘルプは欠かせない要素なのだ。

また、アメリカにも「グッド・デイ・アヘッド」という人気ソフトがある。このソフトを使って治療したところ、治療者が少ない手間でフルに治療に関わった場合と同じ効果が出たという研究結果が、アメリカで最も権威ある精神医学雑誌の一つである『アメリカン・ジャーナル・オブ・サイキアトリー』に掲載されて話題になり、業界関係者のあいだでも評価は高いという。

容易ではないにしても、セルフヘルプによって病気を未然に防ぐことができれば、当然、カウンセラーやソーシャルワーカーの手間が省けるが、現実にはそこまでは無理だとしてもメリットはほかにもある。読書療法やコンピュータ精神療法を経験した人は、少なくとも治療に関する正確な知識をもっている可能性が高いため、そこにカウンセラーが介入したり、薬物療法を施したりすれば、治療の効率は格段に高まることが期待されるのだ。

また、これらのセルフヘルプを実践した患者は、治療者を見る目も肥えるだろう。たとえば、「この先生はわかってやっているな」とか、「このカウンセラーは、よくわからずにただ話を聞いているだけだ」というように。

また、カウンセラーを養成するには、費用がかかるうえに、育成する指導者も必要になる。それは、非常に大事ではあるものの、これまでそうした機会は限定されていた。だがいまでは、認知行動療法の指導者を育成するためのコンピュータ・プログラムも開発されている。

二〇〇三年にイギリスで発売された「プラキシス」は、ノーザンブリア大学が開発した教育用パッケージで、指導者たちから高い評価を受けている。アメリカでの学会などでも販売されているほどだ。

このように、コンピュータを使った精神療法は、読書療法をより使いやすく、手軽にしたものとして、今後ますます盛んになるはずである。

日本にも適しているコンピュータ療法

コンピュータを利用した精神療法を、国家レベルで精神医療のなかの大きな柱にしようという動きは、イギリス以外のヨーロッパ各国でも始まっていて、数カ国で治療ガイドラインに掲載されるなどしている。ドイツでは、五〇〇人規模の研究が政府主導で進められているし、スウェーデンやフィンランドでも、同様の研究が行なわれている。

しかも、ヨーロッパでは、CCBTの経済効果まですでに研究されている。

たとえば、最もポピュラーなソフトである「ビーティング・ザ・ブルーズ」（以下、BtB）と通常の個人療法（医師が抗うつ薬などを処方する治療）の両者について、うつ病患者の症状がある程度改善するまでの費用を比較した場合、一回当たりの費用は、通常治療が五五〇〇円なのに対し、BtBは六二〇〇円とやや高くなってしまう。ところが、病気になったのがサラリーマンで、失業による損失などをトータルで計算すると、BtBのほうが安上がりだという結果が出たという。

うつ病で苦しむ日数の調査結果でも、通常治療では八九・七日になったのに対し、BtBを使えば六一日と三分の二で済む。これも、基準を設けて厳正に調査をした結果である。こうした調査の末、一年間健康に過ごすためのコストをくらべると、ＢｔＢにかかった費用は、通常治療の費用の八一パーセントに抑えられるという結果が出たのだ。

さらに、治療効果そのものについても、くじ引きによる無作為化比較試験で、通常の個人療法が効いた患者が一二八人だったのに対し、このソフトが効いた人は一四六人と、コンピュータを使った治療のほうが効果が高いという結果も出たのである。

こうしたソフトを日本語に翻訳する動きも始まっているほか、コンピュータ精神療法の独自の研究も進んでいる。

たとえば、日本でも、精神科医がＩＴ企業と共同で、「コンピュータを使用した相互性のあるインターフェイスを用いた認知療法」というテーマで研究していて、「世界認知行動学会」という学会でも研究結果を発表している。これは、インターネット上で、一般の人が認知行動療法を実践できる仕組みで、海外のソフトを翻訳するのではなく、最初から日本語で開発している点が注目されている。

コンピュータを使った精神療法について、現時点では厚労省は静観しているが、いずれ興味を示すはずである。

その根拠の一つは、すでに述べたように、厚労省は公平性をとても重視するからである。

厚労省が、カウンセラーを国家資格にしたがらないのは、医療費の増大に加え、地域格差が生じるのを避けたいという事情が大きい。

カウンセラーを国家資格にすれば、有資格者は当然、東京や大阪などの都市圏に集中する。大都市圏の患者だけがメリットを享受し、カウンセラーがいない地方の患者は置いてきぼりを食ってしまう可能性が高い。「日本は、全国どこでも同質の医療を受けられる国」という建前がある以上、そうした地域格差があってはならないのである。

そもそもいま、地方では医師が不足している。精神科医どころか、産婦人科医や小児科医もいないのに、カウンセラーだけが地方に増えるとは考えにくい。都市部と地方では、カウンセラーのクオリティにも差が生じるだろう。

それに対して、インターネット精神療法や読書療法、テレビ電話カウンセリングなどは、地方の人々の不満を少しでも解消できる可能性がある。そのため、おそらく日本でも普及するだろうし、今後は海外からも優秀な研究者が入ってくるはずである。

たしかに、患者のなかには機械が苦手でパソコンも使えない、あるいは性に合わないという人もいるだろう。それでも、手軽さや平等性、費用対効果を考えれば、やはり検討する余地は大いにある。

注目を浴びる運動療法

うつ病は、休んでいても治らない。

衝撃的な発言に聞こえるかもしれないが、これは学会で発表されている最新の考え方である。もちろん、急性期には十分な休養が最も有用な時期は存在するのだが、それだけでは不十分な場合も少なくないということなのだ。

現在、うつ病患者は、治療が多少の効果を上げたとしても、完全にはよくなることはなく、疲労感や倦怠感、意欲・興味関心の低下などの症状が残るタイプがあるといわれている。

もっとわかりやすくいえば、薬物療法やカウンセリングで、つらい気持ちなどは消えたものの、パワーやモチベーションが上がらないという症状が続くことがあるのだ。これを「無気力反応型」あるいは「無気力・疲労残遺型」ともいう。現に、うつ病はよくなったものの、職場復帰しようとするときにいまひとつパワーが出ない、続かないという人は多いのだ。

そんな人にやる気を起こさせ、社会復帰を促進するものとして注目されているのが、じつは運動なのである。専門的には、「行動活性化（Behavioral Activation）」といい、これに慢性疲労やうつ病の疲労・倦怠を改善させる効果があるとされ、注目を浴びつつあるのだ。

たとえば、マルテルは、とくに軽度から中等度のうつ病（大うつ病）の場合、運動には抗うつ薬と同等の効果があるうえ、効果が表れるのは薬より運動のほうが早く、しかも再発率も運動のほうが低いと主張している。薬より運動のほうが安上がりなのはいうまでもないだろう。

また、ヤコブソンという研究者は、コラム表などを使った認知療法で、認知再構成、すなわち極端な考え方を修正するトレーニングをせず、運動をさせるだけでも、通常の認知療法と同じ効果が出るという研究結果を発表した。この場合、運動は、グループ単位で行なったり、本を読んで自分自身で取り組んだりしても効果があることが報告されている。

認知（考え方）を変えなくても、運動するだけで症状が改善するのであれば、当然治療者の手間は少なくても済む。そのため認知療法を重視する医師やカウンセラーは、運動の治療効果を知って慌てたのである。

日本ではまだあまり広くは実践されていない運動療法だが、海外ではすでにさまざまな試みが行なわれている。

たとえば、二〇〇七年にスペインで行なわれた「世界認知行動療法学会」では、先述の英国ＮＩＣＥが、五〇〇人もの患者に運動をさせ、その治療効果を発表している。

そもそも、うつ病患者に体を動かすよう促すのは、認知行動療法のノウハウの一つでもある。

家で寝てばかりのうつ病患者というのは、医師から「掃除でもしてください」と言われると、一日ですべてきれいにしようとする。だが、それができたとしても、翌日はその反動で起きられなくなり、何日も寝たきりになってしまうのだ。

職場復帰にしても、復職したその日からいきなりエンジン全開で働こうとして、結局潰れてしまう。これは、すでに触れた「無気力・疲労残遺型」に共通する行動パターンである。

だが、毎日少しずつ運動量を上げ、目標を一つずつクリアしていけば、体力がつくし自信も生まれる。すると認知が変わり、前向きさも生まれ、症状も少しずつ改善していくのだ。この行動活性に運動の代表例であるウォーキングなどの有酸素運動をからめていくのである。私の場合、気力がなかったり、疲れて動けないため外出できなかったりするようなうつ病患者であっても、少しずつシステマティックに活動を増やし、ウォーキングまで実行できるようにしていくことを勧めている。この活動アップは、とくに難治性と報告されている慢性疲労症候群にも、最も治療効果が高いと、『ランセット』などの医学雑誌にも発表されている。

また、産業医の立場で患者に接する場合には、薬を処方することはできないため、カウンセリングのほかに、通勤練習を兼ねてウォーキングをするよう勧めている。これは、ある程度体力が回復したあとの話だが、適度に運動することで薬の効きがよくなり、復職しても簡単に体調を崩すことがなくなるという利点もある。

ところが日本の治療者のなかには、認知療法のマニュアルなどを読んで感動し、「これが認知療法です」とばかりに患者にコラム表だけをやらせて、運動をさせようとしない人が少なくないといわれる。

私は以前、ある学会に参加したときに、認知療法で有名なある専門家に「薬でもコラム表でもなかなか気力が出ない、元気が出ないという患者には、どうすればいいのですか？」と全体講演のなかで質問したことがある。まだ運動療法の効果を私自身知る前のことだったが、その研究者からは、「それは認知療法ではどうしようもありません」という答えが返ってきた。会場からも反論は聞かれなかった。

たしかに、認知療法のコラム表で、極端な考え方を修正することには意味がある。でも、それでやる気や元気が出ないのであれば、行動的技法など他の方法を考えるべきだろう。「この先生は、患者に同じことを聞かれてもそう答えているに違いない」という思いもあって、私はその研究者に対して、そして会場にいた他の専門家に対しても、中途半端だという印象を拭えなかった。

また、精神科には、「メタボリックうつ」という症状もある。これは、メタボリック症候群から糖尿病や高血圧を発症し、それが背景因子となって薬の効果が悪く副作用が出やすいタイプのうつ病を併発することを指す。最近は若い人にもこの症状の患者が増えているのだが、運動によってメタボリック症候群を予防できれば、おのずとうつ病も予防できる。

それに、体を動かすのは、精神疾患の患者でなくても健康にいいし、何より運動すると気持ちがいい。だから、適度な運動をすれば元気にもなれるのだ。

医療経済の側面から見ても、薬をどんどん使うより、運動で治すほうが優れているのは明らかだ。それに、歩行中の交通事故などを除けば、副作用の心配もない。

そうしたことから、精神疾患の治療手段としての運動への注目度は、これから日本でも高まるはずである。

附録——ダメな精神科医の見極め方

いい精神科医にかかるのは至難の技

これまでに私は、地域で一般の人を相手に講演をしたことが何度かある。そこで決まって出る質問が「いま治療がうまくいっていないのだが、いい精神科医はどうやって見つければいいのか？」というものである。それに対しては、私は「残念ながら簡単には見つからないものなんですよね」と答えることにしている。

なぜなら、たとえ優れた医師がいたとしても、診察してもらうまでが大変だからである。いくら経験豊富ないい医師でも、外科で手術するのと違い、すぐに患者を治せるわけではなく、それなりに時間がかかる。そのため、きちんと患者を診て、治そうとする医師ほど外来患者の数をセーブすることになる。どこかのクリニックのように、一日に二〇〇人も診るなどという愚かなことはしないのだ。

いい医師は常に順番待ちであるために、総合病院などでは、必然的に腕の落ちる人気のない医師のところに回されることもある。

たとえ初診で有名な精神科医に診てもらえたとしても、次回以降はその弟子にしか診てもらえないことも茶飯事だ。なかには、「何があっても一回五分までと約束してくれるなら、診てもいいですよ」と条件をつける有名教授もいるという。

そもそも患者が精神科に行くのは、つらさや不安といった症状を何とかしてほしいからであって、いくらいい医師に診てもらえるとしても、重い患者ほど何カ月（時には一年以上）も待つことはできないのだ。

また、週刊誌で「名医ランキング」のような特集が組まれることもあるが、少なくとも精神科ではあまり参考にならない。なかには本当の名医が含まれていることもあるが、そもそもこの手の特集の場合、一度取材したらその病院の悪口は書けないため、プラスのことばかり書いてしまう傾向があるという。それに、精神科の治療効果を左右する最も重要なファクターは、医師と患者の相性などの「非特異的因子」と呼ばれるものであるため、他人にとっての名医が自分の名医とは限らない可能性は他の科以上にありうる。

ただ、開業したばかりの病院に行けば、自分にとっての名医に会える確率は高まるかもしれない。正確にいえば、名医かどうかがわかる前に、青田買いしてしまうのである。

開業したての医師の場合、「患者さんはお客様だから大切にしよう」というモチベーションが高いため、診療が比較的丁寧だといわれる。それがある程度若い医師であれば、高齢で開業した医師より適確な加療ができる可能性もある。大学病院などで、古い病理学に染まってしまっている危険性もあるが、最近は、大学の授業で、「うつ病には新しい薬を使うように」と指導されるようになっているからだ。それに、以前にくらべ海外の情報が入りやすくなっていることもあり、有益な情報は若い人のほうが触れる機会が多い。

だが、そんな医師も名医でありつづけるかどうかはわからない。たしかに最初は、医師も若いし、患者の数が少ないために丁寧に診てくれるだろう。「相性がよさそうだ」と思って通ううちに、症状がよくなっていくかもしれない。でも、口コミで人気が出て患者が増えれば、おのずと一人当たりの診察時間は少なくなってしまう。クリニックは評判がすべてであるために、一見丁寧ではあるものの、医師に悪気がなくても診療がぞんざいになっている可能性があるのだ。

大学病院や総合病院も、若い先生であればまだまだ理想に燃えているため、治療に熱心だったりするが、時間が経つにつれてダレてくるのが普通である。本文でも触れたように、精神科医はまじめな人間ほど忙しくなる。これは私の経験だが、毎日忙しく働いていると、疲れ果てて、「患者なんかもう来てほしくない」と思うこともある。そんな日に、台風が接近して、新患が一人もいなかったときには、「今日は、完封（完全封鎖）だ」と喜んだこともあった。自分の未熟さをさらすようで、恥ずかしい限りだが……。

このように、いい医師にかかることは現実的には簡単ではないのだが、それでも必要ならば、患者は精神科医に診てもらったほうがよい。

たしかに、軽いうつ程度であれば、本書で紹介してきたようにセルフヘルプに取り組むのは有効かもしれないが、症状によっては、薬を使わなければ改善しない場合もある。薬を出すしか能がない医者であっても、考えようによっては、欧米と同じものが日本でも使えるわけで、世界標準の治療が受けられることも事実なのである（ただし、まともにさえ使ってくれればだが）。したがって、いくら日本の精神医療が世界に遅れをとっているとはいえ、精神科医に診てもらうことでよくなる可能性は捨てるべきではないのだ。

では、いい医師に出会えなくても、病気を治すにはどうすればいいのか？

それには、やはり治療法についての知識を深めることである。

たとえば、精神科医のなかには、日中に眠気が出ると、すぐに抗うつ薬の副作用だと考えて処方量を減らしてしまう医師がいる。だが、眠気はうつ病の回復過程で出ることもある。そういう知識を患者自身がもっていれば、医師に対して、「同じ量の薬をもう少しだけ飲んでみたいのですが」という提案もできるだろう。

そこで、ここではどんな医師がダメなのかを、同業者である私なりの視点で紹介する。患者が医者を教育するのは難しいかもしれないが、患者が正しい知識をもって医師とやりとりするうち、効果のある治療をしてもらえるようになるかもしれない。

近年、うつ病患者が増え、それに巻き込まれて苦しむ家族や職場の人たちも多いはずである。そんな人たちも、どんな精神科医がダメなのかを知ることで、病気に苦しむ本人や自分自身が少しでも楽になるためのヒントを得ることができるだろう。

【その1】薬のやめ時を患者に任せる

まともな精神科医かどうかを判断する基準の一つが、薬の処方の仕方である。それを知るには、「抗うつ薬というのは、いつまで飲めばいいものですか？」と質問してみるといい。それに対して、「あなたが自分で決めてください」と答えるような医師は、まず薬について勉強していないといってよい。薬をいつまで飲めばいいかという原則を知らない医師の指示など、だれも従いたくはないだろう。

じつは、こういう医師が少なくないのである。私は、産業医として、患者とその主治医について話をすることがある。そして、この質問をしてみるように勧めるのだが、おそらく半分の主治医（クリニックの医師が多い）は薬をやめるタイミングを患者任せにしている。

では、この質問に対する正解は何か？

これは本文でも触れたが、初めてうつ病を発症した場合、抗うつ薬を飲んで症状がよくなったとしても、すぐに減らさずに（副作用が出ていないのが前提）、最低半年、できれば一年間、同じ量を飲みつづけるのが原則である。そして、再発歴があれば、その期間は二～三年に延びる（アメリカ精神医学会が公式に発表している治療ガイドラインによる）。

そういう原則を知ったうえで、「（よくなって）半年経ったからやめましょう」「あなたの場合は少し短めにしましょう」と言う医師は信用していい。だが、「よくなりましたね。じゃあすぐ減らしましょう」とか「自分のペースで減らしてください」と言う医師は論外なのである。

【その2】何種類もの薬をいきなり出す

同様に、最初から薬を何種類も出す医師も怪しいと思ったほうがよい。もちろん治療プロセスのなかで結果的に複数の多剤になることはありうる。

現に、精神安定剤と抗うつ薬を一緒に四種類も五種類も出す医師は少なくないが、最初から何種類も飲んでしまっては、結局何が効いているのかわからなくなってしまう。

それと、「眠れなかったら、睡眠薬を」と決めつける精神科医は多いのだが、抗うつ薬を飲むことで、睡眠薬なしに眠れるようになる患者もたくさんいる。これを知らないと、患者から「うつ病には抗うつ薬でいいのですが、不眠もあるので睡眠薬を出してほしい」と言われて、余計に薬を出してしまうことになる。

逆に、就寝前に山盛りの睡眠薬や抗精神病薬を飲んでも眠れない場合に、抗うつ薬を飲むと眠れることが多いことも指摘されている。これは精神科医でも案外知らない有用な情報である。

そもそも、「うつ症状には抗うつ薬、不安があれば抗不安薬を出す」という考え自体が正しいとはいえず、不安障害についても、抗うつ薬が世界標準だということは知っておきたい。

ちなみに、「市民の人権擁護の会日本支部」によれば、一年間に日本の精神科医が睡眠薬や鎮静剤などの抗不安薬を処方している件数は、一億二〇〇〇万件。これを数にすると一八億錠にもなり、日本より精神科医の多い米国、フランス、ドイツの六倍以上にもなるという。「精神安定剤を、ふりかけのように抗うつ薬にまぶす」と揶揄される日本は、世界一の「睡眠薬・鎮静剤消費国」なのだ。

【その3】病名を説明しない

わからないことは、どんどん医師に聞いてみればよい。その答えで、名医かそうでないかがわかることもある。

たとえば、いちばん肝心なところで、「私の病名はなんですか？」と聞いてみる。本文でも触れたが、精神科の場合、たしかに診断がつきにくい病気があり、あとから病名が引っくり返ることも少なくない。だが医師としては、暫定でもいいので、やはりなんらかの病名をつけるべきである。それは、病名をつけること自体が重要というより、治療のプロセスのなかで、医師が患者に対する姿勢を示すという点で大きな意味があると思う。それを、曖昧な説明に終止し、患者を納得させてくれない医師は、やはり信用できない。実際、そういう医師は少なくないのだ。

ただ、そういう場合、患者にも問題がある。というのも、病名も方針も説明されていないのに、出された薬を漫然と何カ月、何年と黙って飲んでいるケースが少なくないからである。

実際、私が産業医として、患者である従業員に、「主治医の先生には何と言われましたか?」と聞くと、「何も言われていません」と答える人が多い。「ではあなた、どうしてその薬を飲んでいるんですか?」と聞くと、「いや、飲めと言われたから……」と言う。それでは、治るものも治らないだろう。

診察時間があまりに短くて、話を聞いてくれない医師も要注意だ。いくら患者をたくさん診ないといけないとはいえ、初診で五分しか診ないのは問題がある。話を聞いてもらう時間が五分や一〇分であっても患者本人が納得できればいいが、不安や不信を感じたなら、それは当然医師を替えたほうがよい。

初診の場合、一時間はさすがに無理だとしても、せめて二、三〇分はかけるべきだと私は思う。

【その4】「少しぐらいなら酒もOK」

アルコール依存症で悩んでいる患者に、「酒も、ちょっとぐらいなら飲んでいいですよ」と言ってしまう医師がいるが、そんな馬鹿なことがあるかと私は思う。

私は最近知ったのだが、じつはこういう医師はたくさんいる。これは、精神科医としては恥ずべき行為といえる。アルコール依存症では、断酒は何より優先すべきだからである。

うつ病の患者に「少しなら飲んでも大丈夫」と言ってしまう医師もいるが、うつ病も原則として酒は飲んではいけない。まず、アルコールはうつ症状そのものを悪くする。不眠の症状が出て、睡眠薬代わりに酒を飲む場合も、寝つきは多少よくなるかもしれないが、アルコールには眠り自体を浅くする作用があるため勧められないのだ。

さらに、アルコールを飲むと相互作用によって抗うつ薬の効きが悪くなり、副作用が強く出たりする。とくにＳＳＲＩは飲み合わせが悪い薬の代表格でもある。

うつ病や不眠のつらさから逃れるために飲みはじめた酒がきっかけでアルコール依存症になってしまう人はとても多いのである。

では、精神障害の患者は、一生酒を飲めないのか？　これに関しては、すべての人に当てはまる答えはないのだが、安定期に入った場合には、主治医とよく相談したうえで、リスクに注意して少しだけなら飲んでもいいとはいえるかもしれない。そして、精神状態が非常に不安定なときや職場復帰などの大事な局面では、少なくとも禁酒するほうが無難だといえるだろう。

【その5】二言目には「とにかく休め」

精神科のどの教科書を見ても「うつ病は休養させましょう」と書いてある。しかし、これは半分正解であり、半分間違いであることはあまり知られていない。

うつ病の場合、たしかに休養は必要である。でも、いつまで経っても、「休みなさい」「休養が大切です」と繰り返しているような医師は怪しい。本文でも触れたとおり、最近は、うつを治すには、寝ているだけでなく、少しずつ体を動かしたほうがよいという考え方があるからだ。

うつ病では、骨折の治療などと一緒で、本来、治療を開始したばかりの急性期にはゆっくり休養することを最優先するのは間違いではない。しかし、少しずつ元気になっていく回復期や、体がだるくて動かない慢性期でも、場合によってはリハビリ的に徐々に体を動かすことが重要になる。動かせるところは少しずつでも動かすというのが原則なのだ。とくに、症状が固定してしまっている場合は、上手な運動療法が回復の切り札になる場合さえある。

そのため、半年たっても一年たっても「休養しましょう」と漫然と言いつづける医者のなかには、こうした原則を知らない場合もあるので注意が必要である。そんな精神科医にとって、うつ病が治らない患者から、「どうしたら治るのですか？」という質問は、最もされたくないものである。おそらく、どうしていいかわからないため、「とりあえずおとなしく寝てりゃいいのに。うるさいな」と思うのだろう。医師が「休養しましょう」と口癖のように言うのは、うつ病などの患者を遠ざけるのに便利だからであるともいえる。

ただし、慢性期であっても休養しなければならないケースもあるので注意は必要である。「いつになったら復職できるのですか？」と聞く患者に、医師が「何を焦っているのですか。その焦りが、あなたのうつ病がよくならない原因なんです」と答えることがある。長く休職している患者は当然、焦っているため、「やっぱり自分はダメなんだ」と自分を責めるのだが、気持ちはわかる半面、これは案外当たっていることが少なくない。過労型うつ病の患者の場合、往々にしてペースオーバーの癖がついていることも多く、そういう患者に対して医者は、口が酸っぱくなるほど「焦らず、ペースダウンを」と言いつづけたほうがよいからである。

うつ病の治療では、活動量を上げるのはよいが、あくまでも少しずつ、徐々にやるのが大切である。そのために患者は、主治医としっかりコミュニケーションをとって、自分はどういうタイプで、どうするのがよいのかを常に確認する姿勢が必要になるだろう。

【その6】安易に復職を認める

どう考えても職場復帰は時期尚早なのに、患者が強く希望したために、医師が復職を許可する診断書を会社に送り、案の定すぐまた体調を崩して休職というケースは多い。患者に診断書を請われて、「じゃあ、書きましょう」と安易に応じてしまう医師が多いのだ。

そういうケースが続けば、人事スタッフは当然、「精神科医の診断書はあてにならない」と医師に不信感を抱く。実際、多くの会社が、医師からの診断書をどう見極めるかで頭を悩ませている。

これは、復職の基準が曖昧なせいであるが、私自身は、きちんと通勤練習ができるかどうかを復職の目安にすればいいと考えている。練習であっても、通勤が毎朝定時にできるようになったら、復職を認めるというのは、誰が見てもわかりやすい基準ではないだろうか。

たとえば、朝八時に電車に乗って、定時に会社の前まで行く。そして、上司にメールを送ってから、再び家に帰る。それを二週間くらい続けられれば、復職しても失敗のリスクはグッと減るはずである。

私は、復職前の患者には必ずこれをやってもらう。もちろん患者本人はできると思っているが、実際にやってみると、半分くらいの患者は挫折する。三日ならできても、二週間続けるのはかなり厳しいのだ。

このように、復職前にワンクッションを入れることはとても重要である。それを、家でゴロゴロしていた人に、復職ＯＫの診断書を書いて、いきなり明日から仕事に行ってよいと言っても、長続きするはずがないのである。

患者の求めに応じて安易に復職を認めた末に、三日で再休職してしまえば、それは本人にとってつらいのはもちろん、周囲もがっかりすることになる。一回目の休職は、ある程度長引いても、会社には出て行きやすい。ところが、正規復職したのにまた休職になると、次に出社するときにはそれが大きなストレスとなる。それに、会社も大事な仕事は任せられなくなるだろう。休職を何度も繰り返せば、キャリアにも傷がつく。長期の休職はしないに越したことはないが、初回は人事もある程度しょうがないと考えてくれる。それに対して休職の繰り返しは非常に嫌がるのである。

なぜ、まだ復職が早いのかを、通勤練習などダメージの残らない失敗をさせることで患者本人に理解させる。そういうプレゼンテーションをしてくれるのが、本当にいい医師だろう。

患者には、医者を選ぶ権利がある

日頃、精神科で患者に接していると、医者は選べるものなのだという感覚に乏しいと感じる。たまたま最初に診てもらった医師に、ずっと診てもらわなくてはいけないと思い込んでいる人が多いのだ。

なかなか病気が治らないと思ったら、治すためにどうすればいいかを考えるのは当然である。同じところに二年も三年も通って一向によくならないのであれば、医師や病院を替えることも考えるべきなのだ。「そんなことをしたら、先生が気を悪くする」と考えるようでは、いつまでたっても病気は治らない。

たしかに、医師の言うことを聞くのも大事だが、すでに触れたように、精神科では医師によって診断がバラつくのは珍しいことではない。そのため、本当にこの医師でいいのか、違う医師に診てもらったほうがよいのかは、自己決定しなくてはならない。

そういった意味では、医者探しのプロセスは、すでに治療の第一歩だと考えていいだろう。アメリカの治療ガイドラインには、「精神科医やカウンセラーは、五回くらいまでなら替えてもよい」と書いてあるくらいだから、暫定的に「ベターな」医師の診療を受け、そこに満足できなければ、それと並行して「ベストな」医師を探すぐらいの気持ちでいいのかもしれない。

患者にとって、信用できない医者にかかるほど不幸なことはない。医師にしても、相手に信用されていないと感じながら患者を診るのはすごくつらいものだ。

私も、そういう思いをすることはよくある。それがわかると、私の場合は、「私のどこをあなたは問題だと思っていますか？」とはっきり聞いてしまう。そして、「あまり私の治療に納得できないなら、紹介状を書くから、他の先生のところに行ってもいいのですよ」と言う。こう言える医師は、もしかしたら少ないかもしれない。もちろん多少の行き違いは医者と患者とはいえ生じうるし、それらを乗り越えるプロセスは大きな治療の要因にもなりえるのだが、自分のところに来た患者は、何が何でも自分が治さなくてはいけないと考えるのは、必ずしも患者のためにならないように思う。

実行するのは容易ではないとは思うが、大切な人生を早く取り戻すためにも、患者は、当たり前だが、自分が信じられる医者を選ぶことである。

あとがき

世間では、精神科医と聞くと「知のエリート」というイメージを思い浮かべる人が多いように思う。患者でも、その家族にしても、まして精神医療に関わったことがない人はなおさらである。

そうした周囲からの期待もあってか、精神科医自身もそういう存在でいたい、そうあらねばならないと考え、患者の前で「演技」をしようとする。

しかし、これまで述べてきたように、安全で治療効果が高いといわれてきた抗うつ薬のＳＳＲＩは、効果が低いどころか下手をすれば自殺の原因になるなどと報道され、人気の認知行動療法にしても、その効果は偽薬と変わらないらしいという指摘が出はじめている。そもそも精神疾患の診断の根拠となる診断基準でさえ、何年かおきに劇的に変化するという何とも頼りない状況である。

そのため、精神科医自身、一部のケースを除けば、「こうしたらうまくいく」という明確な答えをもっていないのが実情なのだ。

だが、エリートを自認する人間ほど、プライドが邪魔して知らないことを知らないと言えない。そんな精神科医が、「わかったフリ」をするためにどうしているか？

「昔の偉い人の学説ではこうだったから」

「それが、慣例（精神医療の常識）だから」

「科学的に証明されているから」

「欧米ではこのようになされているから」

「精神疾患はそんなに簡単には治らないものだから」

患者や同業者を目の前にして、多くの精神科医がこうした言葉を言い訳がましく並べる。一般の人が、不安になると宗教や科学、世論や先人の教えにすがりたくなるのと同じ心理が、精神科医にも生まれるわけだ。

答えのない世界に迷い込んだ精神科医は、それでも、苦しみ助けを求めてくる患者に対して、心許ないながらも断片的な知識と経験を駆使して、暫定的にでも答えを出さなければならないし、現実世界と折り合いをつけることを求められる。それは、いわば「海図なき航海」である。

だが、教科書で解決法を教えられた問題をパターンに従って効率よく解く秀才である

「受験エリート」は、この「海図なき航海」が大の苦手である。そんなエリートの代表が医師であり、そのはしくれである精神科医は、当然大海を彷徨《さまよ》うことになる。

私を含め、いまの精神科医は、教科書（精神医学の古典や欧米の最新情報の書かれた医学雑誌）を理解する能力は高いように思う（もっとも、それすらしない精神科医も目立つのは残念なことだが）。

しかし、教科書はあくまで教科書であり、治療現場ではそのとおりにいかない患者のほうが多いと言ってもいいのが現実である。その結果、精神科医は「教科書にないから病気ではない」「苦しんでいるが、それはわがままにすぎない」などと、患者に一種のレッテルを安易に貼ることで自らの治療を正当化し、自分の頭のなかの整合性を保とうとする傾向が強くなる。

だが、精神科の教科書を読む者は、大前提となる考えを忘れてはいけない。教科書は、あくまでも多くの患者を観察した結果、「そういう見方が可能である」といった情報を提供しているにすぎず、それ以上でも以下でもないのである。

私は若いころ、一人の教授からこうアドバイスされたことがある。

「患者をあまり診ていない若いうちに本を読みすぎて、理屈だけで患者をわかったような気になってはいけない」

教科書に載っていないのだから病気ではない、たんなるわがままだなどと決めつける精神科医にはゆめゆめなってはいけないという、いまになってみれば含蓄のある言葉であったと思う。

精神医学の古典や最先端の医療情報などは把握して当たり前で、それらはしょせん治療のための最低条件にすぎない。そこで「わかったような」気になってはならず、その発想を超えた存在でなければならないというのが私の考えである。航海術をある程度身につけているのは当然としても、患者の目指すべき目的地と経路までわかっているかのような驕った振る舞いは避けるべきなのだ。

「期待のずれ」という言葉が、精神医療の世界にはある。

私たちは、多かれ少なかれ、自分や他人に期待し、期待される関係性のなかで生きている。その期待がずれると、多くのストレスが生まれ心の病気を悪化させるし、逆にこの期待のずれの修正こそが、うつ病をはじめとする心の病気の治療に最も高い効果を上げる方法であることが、精神医学的に証明されつつある。

自身への過度の期待は焦りを生むし、いくら大切な人であっても他人への過度の期待は依存心を生んで最後には破綻しかねない。一方、他人に期待できない人も、信頼できる人間関係を築けずに孤立し、現実の問題解決に支障をきたし精神的にも追い詰められて、徐々に自滅に近づくといった悪循環に陥りがちである。

このような「期待のずれ」癖がある人は、患者になったときにも精神科医とのあいだに期待のずれを生みやすくなり、それが治療を困難にしがちである。私は、精神科医と患者の治療関係がうまくいかないのは、ここに起因する部分が大きいと思っている。

精神科医への過度の期待はつらさを生むし、一方で過小な期待は、病状が重い患者ほど損をする危険性が出てくるのだ。目の前の精神科医に過剰な期待を寄せる一方、他の精神科医には目を向けようとしない患者は、報われない通院がずるずると長引きがちである。

そうした期待のずれは、患者と同様、「心を病む精神科医」にもあるのだと思う。患者のすべてを治してやろうなどという驕りは、自身への過度の期待であり、治療者としての焦りを生むだけだろう。

逆に、「精神科の患者なんて治らないものだ」と考えるような、自身への期待が低すぎるニヒリストの精神科医は、自分は病まなくてもそのツケが患者にいってしまう意味で危険である。

自身への期待のずれによって心のバランスを崩した精神科医は、「患者の期待のずれ」

「患者と治療者とのあいだの期待のずれ」を扱えるはずもなく、患者のニーズに応えられない精神科医になってしまうのだ。

多くの患者は、重症化すればするほど自分の過去と現状に失望し、未来に絶望している。そんな患者が精神科医に求めているのは、多くの精神科医がマスコミなどでコメントしているような切れ味のよい「きれいごと」で突き放すことではない。治療技術はもちろんだが、すぐに解決策が見つからなくても、目の前の現実に一緒になって泥臭く立ち向かっていく「覚悟」なのだ。

私自身、精神医療というのは「挫折の医療」だと思っている。「期待のずれ」の修正とは、逆風のなかでもコントロール可能な問題に目を向けることともいえる。

じつは、私自身、受験生時代にうつ病に苦しんだ経験がある。そのせいで、高校三年の一年間はほとんど勉強にならず浪人してしまった。

当時は、精神科医との相性が合わず、自分に合う医師を求めていくつも病院を回った。そんなかで巡り合った三人目の精神科医に、私はとても救われた。その先生は、抗うつ薬をしっかり使ってくれたし、それまで誰もまともに取り合ってくれなかった私の苦しみを、時間の許すかぎり聞いてくれたのも本当に嬉しかった。

その先生の口癖は、「できるところだけは、しっかりやろうね。その積み重ねの先に未来があるんだよ」という言葉であった。

幸いにも、その後二〇年近く私のうつ病は再発せず、薬も飲んでいない。それは、かの医師のひと言に支えられた部分が大きかったからだと思っている。

「精神医療は恐れるに足らず、しかし、なお手強い」

これは、元東大教授の臺弘《うてなひろし》氏の名言であるが、これも精神医学を過信せず、かといって過小評価すべきではないという、精神科医、そして患者にとっての心構えともいうべき言葉といえるかもしれない。

先日、薬もカウンセリングも効かずに会社を長期間休職していた、うつ病の男性会社員の方に久しぶりに会う機会があった。その男性は、「休職中に大自然のなかで過ごしていたら、自然とうつ病が治ってしまいました」と笑顔で話してくれた。自然のなかで得た「気づき」がきっかけとなって、バリバリ仕事ができるようになり、再発もしていないという。

その男性にとって、豊かな自然が何よりも効果的だったように、精神医療では、うまく利用すれば、どんなものでも大きな味方になりうる。

この原則を忘れず、「知のエリート」としての自尊心を捨て去り、同時に職人としての技術とプロ意識を日々の臨床経験のなかで育む。それこそが、心を病まず、患者と正面から向き合い、治療に貢献できる「いい精神科医」に近づいていく正道ではないか、という私見を本書の結びにしたいと思う。

最後に、本書を出版する機会を与えてくださった、アップルシード・エージェンシーの鬼塚忠社長と栂井理恵氏、ＰＨＰ研究所の櫻井済徳氏に感謝いたします。

二〇〇八年一月

西城　有朋

〈著者紹介〉
西城有朋（さいき ありとも）
現役の精神科医。地域の臨床活動に携わるほか、企業の産業医としても活動。モットーは、アカデミックな世界に染まりすぎない「バランスのよい臨床家」になること。「精神科は外科や内科などと異なり、治療困難な患者を診るときほど、“一分野だけの権威”よりも、多面的なアプローチができる“ほどほどのゼネラリスト”のほうが、治療が上手である」が信念。著書に、『誤診だらけの精神医療』（河出書房新社）がある。

精神科医はなぜ心を病むのか

2008年2月12日　第1版第1刷発行

著者	西城有朋
発行者	江口克彦
発行所	PHP研究所
東京本部 〒102-8331	東京都千代田区三番町3-10
生活文化出版部	☎03-3239-6227(編集)
普及一部	☎03-3239-6233(販売)
京都本部 〒601-8411	京都市南区西九条北ノ内町11
PHP INTERFACE	http://www.php.co.jp/
組版	有限会社エヴリ・シンク
印刷所	株式会社精興社
製本所	株式会社大進堂

ISBN978-4-569-65575-8